KB162127

To
_____

From
_____

습관을
바꾸면
120까지
살 수 있다

성 경 적 한 의 학

습관을 바꾸면 120까지 살 수 있다

생활습관병의 예방과 치료

저자 | 김양규

가나북스

프롤로그

이 책은 생활습관병의 예방과 치료를 목적으로 썼습니다.

생활습관병은 새로이 등장한 용어 중 하나인데 2003년 3월, 대한내과학회가 '성인병'을 '생활습관병'으로 개칭한 이래 자주 쓰이고 있는 용어입니다.

식생활의 서구화, 운동 부족, 흡연, 과음 등 평소의 좋지 않은 생활습관 요인들이 복합적으로 작용했을 때 일어나는 질환을 생활습관병 이라고 부릅니다.

성인병의 70%가 생활습관 때문에 생깁니다.

최근에는 어린이들 사이에서도 당뇨 등 성인병 질환이 종종 나타나는 경향이 있어 생활습관의 중요성이 더욱 부각되고 있습니다. 그야말로 10대~80대까지 누구에게나 해당하는 질병이 아니라 할 수 없기 때문입니다. 그래서 어른이 되어서 생기는 성인병이라는 용어대신에 생활습관이 잘못되면 누구에게나 생길 수 있는 병이라는 생활습관병 이라는 용어가 더 타당성 있는 것으로 받아들여지고 있습니다.

생활습관병은 식생활의 서구화, 공해, 스트레스 등이 그 원인인데, 고혈압, 뇌졸중, 암, 당뇨 등의 만성 퇴행성 질환이 그 대부분을 차지하고 있습니다. 생활습관병에 포함되는 질환으로는 암, 심장병, 뇌혈관장애, 고혈압증, 고지혈증, 당뇨병, 비만, 골다공증, 노년기 치매 등이 있습니다.

또한 새로이 생활습관병이 된 질병이나 급격히 증가해온 질병이 있습니다. 수면 시 무호흡 증후군이나 비알코올성 지방간염, 과민성 대장 증후군, 우울증, 궤양성 대장염, 크론병 등이 그것입니다. 이미 말한 바와 같이 생활습관병 이라는 명칭은 생활습관이 영향을 끼쳐 발생하는 질병의 총칭이지요. 따라서 어떤 병이 이에 속하는지에 대해서는 의학계에서도 엄밀히 규정하고 있지 않습니다.

아울러 궤양성 대장염이나 크론병은 서양식 식사와 관계있다고 볼 수 있으며, 역류성식도염은 지방 섭취 혹은 먹고 나서 바로 자는 습관과도 관계가 있습니다. 이러한 이유에서 의학계에서는 이들 질병을 모두 생활습관병 중의 하나로 파악하고 있습니다.

대표적인 생활습관병 으로는, 고혈압, 중풍, 당뇨병, 비만, 암, 불면증, 심장병, 고지혈, 골다공증, 치매, 우울증 등이 있습니다.

사람은 120세까지 살 수 있습니다. 하지만 그렇게 살지 못하는 이유가 있습니다.

50%는 잘못된 생활습관 때문에 25%는 잘못된 생활환경 때문에 그리고 20%는 유전적이거나 체질적인 소인 때문에 그리고 나머지 5%는 사고 때문에 그렇다고 나와 있습니다.

따라서 잘못된 생활환경이나 생활습관 때문에 건강하게 장수하지 못하는 이유가 70~80%가 됩니다. 무서운 일이지요. 다시 말하자면 생활습관만 바꾸면 70~80%는 무병장수 할 수 있다는 말입니다.

아는 것이 힘이고, 모르는 것이 병입니다.

이번 책에서는 이런 생활습관병들을 다루었습니다. 생활습관을 바꾸므로 생활습관병을 미리 막기 위한 의도에서였습니다. 생활습관병의 예방과 치료를 위해 건강한 식생활과 운동요법 그리고 한방적인 치료를 중심으로 알아보았습니다. 사람 몸은 육체만으로 된 것이 아니기에 영적인 관리와 치료에 대해서도 부기하는 것을 잊지 않았습니다. 졸저를 통하여 부족하지만 영육간의 치료와 예방을 할 수 있었으면 하는 바램입니다.

이 책이 나오기까지 많은 분들의 도움이 있었습니다.

내 옆에서 항상 든든하게 지켜준 사랑하는 아내와 출판하여주신 가나북스 대표 배수현 장로님, 그리고 기도하시며 출간할 수 있도록 적극 추천해주신 경성대 교목실장 김충만 목사님께도 깊은 감사를 드립니다.

하나님의 은혜와 사랑 속에 이런 귀한 분들을 만나게 하셔서 또 한권의 책을 열매 맺게 하신 하나님께 감사와 영광을 돌립니다.

– 해운대 일우에서 김양규

성 경 적 한 의 학

습관을 바꾸면 20까지 살 수 있다

생활습관병의 예방과 치료

차 례

1.

뇌졸중

생활습관병의 예방과 치료

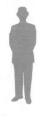

생 활 습 관 병 의   예 방 과   치 료

뇌졸중

소리 없는 저격수로 불리는 뇌졸중은 암 다음으로 많은 병이다. 뇌졸중은 한방에서는 중풍이라고 하는데 이때의 중은 가운데 중이 아닌 맞을 중으로 새긴다. 다시 말하자면, 중풍이나 뇌졸중의 중자는 맞았다는 뜻이다. 갑자기 바람을 맞았다는 말이 뇌졸중이고 중풍이다. 뇌졸중에는 뇌혈관이 막히는 경색증과 혈관이 터지는 출혈증이 있다. 터지든 막히든 뇌혈관에 일어나는 갑작스런 사고다. 이런 혈관질환을 한방에서는 풍이라고 부른다.

뇌졸중은 지난 10년간 우리나라 사람들의 사망원인 2위의 자리를 고수하고 있다.

매년 3~4만 명이나 되는 사람들이 이 병으로 목숨을 잃고 있는 현실이다.

한순간에 목숨을 앗아가는 무서운 병 뇌졸중, 한번 걸렸다 하면 무서운 후유증을 남기든지 아니면 사망하게 되는 병이라 무엇보다 예방이 중요하다.

뇌졸중 예방을 위한 10가지 수칙.

1) 혈압관리

혈압을 관리하기 위해서는 무엇보다 음식을 싱겁게 먹어야 한다.
사람들은 고혈압에는 약만 먹으면 된다고 생각하고 있으나 그렇지 않다.

고혈압은 짠 음식을 피하는 것이 근본 치료다. 그 뿐 아니라 마음을 급하지 않게 다스리는 훈련도 해야 한다. 음식을 싱겁게 먹고 마음관리를 잘해서 평안을 유지하는 것이 고혈압관리의 가장 기본수칙이다.

혈압약을 아무리 먹어도 음식을 짜게 먹고 마음을 급하게 먹으면 혈압 때문에 돌발적인 사고를 당하게 된다. 사고는 언제나 한순간에 일어난다. 갑자기 화를 내거나 신경을 많이 쓰면 그때 혈압이 순간적으로 크게 올라서 혈행장애가 생기게 된다. 평소엔 모른다.

고혈압 관리의 기본은 약이 아니라 음식과 마음가짐인 것을 잊지 말아야 한다.

약으로 치료하는 것은 약물요법이라 하고, 음식과 마음관리로 혈압을 치료하는 것을 비약물요법이라 하는데 고혈압치료에 있어 약물효과는 사실상 5~10% 밖에 안된다. 나머지 90% 이상이 비약물요법으로 치료가 된다. 다시 말하자면 약물요법은 비약물요법과 함께 병행할 때 제대로 효과가 나타난다는 말이다.

2) 담배를 끊어라

담배는 백해무익하다. 술은 적당히 마시고 잘만 마시면 약도 될 수 있지만 담배는 아무리 연구를 해봐도 유익한 점이 하나도 없다. 담배 속에는 수많은 발암물질이 들어있다.

또 담배 맛을 더 좋게 하기위해 담배를 만들 때 이런저런 유독물질이 더 첨가된다.

60여 종의 발암물질과 4천여 가지의 화학성분이 들어있는 담배, 담배를 피우면 이 발암물질의 99%가 체내에 잔존하게 된다.

뇌혈관 속에 콜레스테롤과 니코틴이 결합하면 동맥경화가 더욱 강화된다.

그뿐 아니라 심장에도 마찬가지다. 심장의 관상동맥에 담배의 니코틴이 쌓이면 혈관이 굳어지고 딱딱해지는 관상동맥경화증이 발생되어 심근경색이나 협심증이 유발되기도 한다. 특히 고지혈증이 있거나 콜레스테롤 중에서도 LDL(저밀도콜레스테롤)이 높은 사람들은 혈관손상이 더욱더 일어나기 쉽다. 똑같이 담배를 피워도 그런 사람들에겐 심근경색이나 뇌경색 등 혈관손상질환이 더 많이 나타나게 된다.

담배를 피우면 폐에 안 좋다고 생각하는 분들이 많은데 맞는 말이지만 실제로는 심장에 더 좋지 않다. 심장에, 심장의 관상동맥에 제일 치명적이며 그 다음에 폐에 안 좋다. 담배를 20년 정도 피우면 100% 폐기종이 생겼다고 보아야 된다. 폐기종의 다음단계는 폐암이다. 하지만 폐암이나 폐기종은 아무런 자각증상 없이 진행될 수 있다. 그래서 나중에 자각증상이 있어 발견된 때에는 늦어도 너무 늦을 때가 많다.
담배로 인해서 폐가 망가질 정도가 되었다면 이미 심장과 뇌동맥에도 심각한 유해를 끼쳤다고 보아야 한다.

3) 술을 끊어라

적정량을 넘긴 과도한 음주는 뇌에 치명적이다. 그리고 한번 파괴된 뇌는 결코 회복되지 않는다.
술을 많이 마셔야 블랙아웃이 되고 뇌에 손상이 오는 것이 아니다. 하루에 40그램 즉 소주 4잔 정도를 넘으면 뇌세포는 서서히 녹기 시작한다. 그리고 이것을 방치할 경우 알코올성 치매로 발전하게 된다.
사망자 네 명 중 한명은 암으로 죽고, 또 한명은 혈관성질환으로 죽는다는 보고가 있다.
술을 많이 마셔서 뇌가 녹기 시작하면 알코올성 치매 뿐 아니라 뇌동맥의 경화로 인한 혈관장애가 생겨서 뇌출혈, 뇌경색 등이 오게 된다.

술이라고 하면 간을 생각하는 사람들이 많다. 그런데 사실은 술은 뇌에 치명적이다. 특히 뇌혈관을 약화시키고 녹여서 궤사시키는 무서운 작용이 있기 때문에 술을 과해서는 안 된다. 특히 중년기 이후이거나 평소에 혈압이 높은 분들은 술을 끊어야 한다. 술을 끊는 것이 뇌졸중 예방을 위해 꼭 필요한 조치 중 하나이다.

4) 과체중을 조심하라

과체중은 대부분 중성지방과 콜레스테롤이 많아서다. 체중 1킬로는 허리 1센티와 같다고 한다. 체중 5킬로를 줄이면 허리 5센티가 줄게 되는데 그렇게 되면 모든 약을 끊게 된다고 하는 보고가 있다. 과체중을 막기 위해서는 무엇보다 적게 먹어야 한다.

특히 지방의 흡수를 적게 하는 것은 물론이고 탄수화물도 양을 줄여야 한다. 단백질은 비교적 지방으로 변환되는 양이 적지만, 탄수화물과 지방은 우리 몸에 쓰이고 남은 부분은 중성지방이 된다. 중성지방이 되어 뱃속에 쌓이면 바로 뱃살이 된다. 다이어트의 기본은 음식조절과 운동이 7:3이다. 이 원칙을 어기면 아무리 운동을 해도 과체중을 막지 못한다. 나이가 들수록 중년 뱃살이 나오기 시작하는데 이때 생기는 중성지방을 막아내기 위해서 음식조절과 운동을 필수로 해야 한다.

술도 마시면 지방이 된다. 술의 최종산물은 지방이다. 그래서 술을 많이 마시는 사람도 동물성 지방질을 많이 먹는 것과 똑같이 중성지질이 많이 쌓이게 되고 고지혈증을 유발하게 된다.

5) 운동하라

운동은 매일 하는 것이 원칙이다. 하루에 한 시간씩 걷기, 빨리 걷기를 하는 것이 좋다.

심장이 약하거나 혈압이 있는 분들, 몸이 지나치게 비대한 분들은 등산 같은 경사를 걷는 운동은 피해야 한다. 전립선이 안 좋은 남성들은 자전거 타기는 좋지 않다.

무릎이 약하거나 관절이 부어있는 분들은 뒤로 걷기 운동을 많이 하는 것도 도움이 된다.

걸으면 관절에 부담이 올 것 같지만, 실제로 그렇게 뒤로 걸으면 앞으로 걸어서 생긴 병들이 치료된다.

관절 특히 무릎이 약해서 운동을 못하는 분들이 있는데 무릎관절도 운동을 해주어야만 풀어지고 치료가 된다. 우리 몸의 관절은 뼈만으로 이루어진 것이 아니라 뼈를 둘러싼 근육, 인대, 신경조직의 문제 때문에 관절이 아픈 경우가 훨씬 많다. 운동을 해서 병이 나는 것보다는 운동을 하지 않아서 오는 병이 훨씬 많다. 특히 혈압이 높은 분들은 평지걷기 운동을 매일 일정하게 해주는 것이 꼭 필요하다.

매일 팔다리를 힘차게 움직여주면서 걸어주면 뇌 속의 혈관내 찌꺼기들도 씻겨지기 때문에 뇌출혈과 뇌경색, 심근경색의 예방에도 탁월한 효과가 있다. 특히 말초, 즉 손발의 끝까지 혈액순환이 촉진되게 되므로 혈행이 좋아져서 저리거나 시린 증상의 치료에도 큰 도움이 된다.

중년의 나이에는 운동은 선택이 아니라 필수다.

한방에서는 우리 몸을 기와 혈로 이루어져있다고 본다. 기는 기운이고 혈은 피를 말하는데, 운동을 하면 기가 가볍게 팽팽 잘 돌게 되고, 기가 잘 돌게 되면 혈도 막힘없이 잘 순환이 된다. 기와 혈의 순환이 잘 되면 혈관이 깨끗해지고 건강해지게 된다. 혈관내에 쌓여있던 니코틴이나 콜레스테롤, 중성지질, 과산화지질 같은 이물질들이 빠른 혈행으로 씻겨져 나가기 때문이다. 운동의 효과는 아무리 강조해도 결코 지나치지 않다.

6) 채소와 생선을 많이 섭취하라

채소와 생선은 대표적인 알칼리성 음식이다.

많은 혈관성 질환들이 산성음식을 많이 먹음으로 피가 산성화되어서 생긴다.

한방에서는 이것을 혈탁이라 한다. 그래서 음식을 중화시킬 필요가 있다. 그러기 위해 알칼리성 음식인 채소와 생선, 그리고 보리밥, 현미, 잡곡밥 등을 많이 먹어주는 것이 필요하다. 중년이 되면 육고기와 쌀밥은 될 수 있는대로 적게 먹고, 꼭 먹을 때는 채소와 함께 1:1로 먹어주는 것이 좋다.

우리 몸의 체액, 즉 피는 약알칼리성을 띠는 것이 가장 이상적이다. 그런데 많은 사람들이 산성음식을 많이 먹으므로 체액 자체가 산성화가 되는 과산증에 이르게 된다. 주지하다시피 과산증은 성인병, 생활습관병의 원인이다. 우리 생활에서 제일 안좋은 음식이 동물성 지방과 밀가루로 되어있는데 그것보다 사실, 더 안좋은 것은 채소를 너무 안먹는 것이다. 채소를 먹어야 피가 맑아지고 미네랄과 비타민의 흡수가 용이해지며 내장이나 혈관속에 고여 있던 콜레스테롤이나 중성지질을 흡착시켜 배출시키는 효과까지 더해지기 때문이다. 특히 생선에는 오메가-3, 오메가-6같은 몸에 좋은 지방산이 많이 들어있어 기를 가볍게 하는 데 좋다. 혈압이 높은 분들은 육식은 제한하지만 생선은 얼마든지 먹어도 좋다. 아니, 많이 먹을수록 좋다. 한의학적으로 보면 기가 가벼운 음식을 많이 먹어야 우리 몸속의 기 순환이 촉진되는 것으로 본다. 채소와 생선은 대표적인 기가 가벼운 음식이다.

우리 몸은 차가와지면 병이 든다.

체온이 1도만 떨어져도 면역력이 30~40% 떨어진다.

손발이 차거나 몸이 냉한 사람들은 뇌출혈 뿐 아니라 각종 암에도 노출되기 쉽다.

암 조직은 혐기성세포의다. 즉 암은 저체온을 좋아하며 산소를 싫어하기 때문에 저 체온증으로 몸이 차가와져서 산소공급이 잘 안되면 암세포가 살기에 최적의 환경이 된다.

몸이 차가운 사람들, 특히 소음인들은 인삼이나 홍삼, 대추 등을 달여서 1년 정도 먹어주면 몸이 따뜻하게 된다. 속이 차가운 사람들은 인삼달인 물을 상복하는데, 여름에는 냉장고에 넣어두어 차게 해서 마시고, 겨울에는 따끈하게 끓여서 마셔주면 좋다. 몸을 따뜻하게 할 뿐 아니라 몸의 진액을 고루 잘 나오게 하기 때문에 손과 발, 그리고 머리끝까지 혈액순환이 잘 되게 하고, 뇌출혈이나 암의 발생을 낮춰주는 좋은 효과가 있다.

몸을 따뜻하게 하기 위해 목욕도 좋은 방법의 하나다. 특히 겨울철에는 중 온욕을 자주 해주면 몸이 따뜻하게 되는데 큰 도움이 된다. 몸이 냉한 사람은 여름에도 냉한 음식, 차가운 음식을 먹으면 배탈이 잘 난다. 생수도 따뜻하게 데워먹는 것이 좋다. 술도 따뜻한 술과 차가운 술이 있다. 맥주나 막걸리는 차가운 술이고, 소주나 양주는 따뜻한 술이다. 몸이 더운 소양인 체질은 차가운 술을 마셔도 탈이 없지만, 몸이 찬 소음인 체질은 찬 술을 마시면 설사를 할 수 있다. 몸이 찬 사람들은 적포도주를 반주로 두어 잔 정도 마셔주는 것도 따뜻하게 하는데 적잖은 도움이 된다.

8) 긍정적인 사고방식을 지니고 열심히 웃으라

염려없는 사람이 어디 있으랴. 걱정 없는 인생이 또 어디 있으랴. 살다 보면 누구나 불안하고 근심되는 일들이 많이 생기기 마련이다.

그럴 때에 가능한 한 긍정적으로 생각하고 많이 웃는 연습을 하자.

우리 뇌에는 세로토닌, 엔도르핀, 도파민 같은 행복호르몬들이 많이 분비되는데, 억지로라도 웃고 긍정적으로 생각하면 뇌 속에서는 부교감신경 우위상태가 되어 정말 행복한 것과 똑같은 기전이 일어나서 행복호르몬의 분비가 왕성하게 되어 기 순환, 혈액순환이 잘 되어 건강하게 된다.

그렇게 되면 자연히 뇌출혈 같은 뇌혈관질환도 예방이 되어 질 수 있을 뿐 아니라 심장도 튼튼해지고 잠도 잘 오며 소화도 잘 되게 마련이다. 한의학적으로 볼 때, 기가 가벼워지는 것이다.

반면에 불안하거나 부정적인 생각을 많이 하면 교감신경이 흥분하게 되어 뇌 속에서 아드레날린, 노르아드레날린 등 흥분시키는 호르몬이 많이 분비되어 혈관이 수축되고 심장박동이 빨라지며 얼굴, 머리 쪽으로 상기되어 혈압상승, 뇌졸중이 오기 쉽다.

9) 기를 가볍게 하라

한의학에서 기통즉불통이요, 기불통즉통이라 한다. 우리 몸의 기가 잘 통하면 아프지 않고 통하지 못하면 아프다는 말이다. 기가 잘 통한다는 말은 결국 뇌나 혈관속에 막힘이 없다는 말이다. 그러기위해 기를 잘 통하게 하고 막히지 않게 하는 훈련이 있어야 한다. 한방에서는 기가 가벼운 음식을 많이 먹도록 권한다. 뿐 아니라 기가 가벼운 말을 많이 해야 한다. 기의 흐름을 무겁게 하는 말이나 생각, 그리고 행동은 그 자체가 우리 몸의 기를 억누르는 스트레스원이 되기 때문이다.

사람은 말 한마디로도 기를 살릴 수 있고 죽일 수 있다. 기가 가벼운 말, 기를 가볍게 해주는 말을 하면 상대방의 기도, 자신의 기도 가볍게 만들 수 있다.반면에 기를 죽이는 말, 기가 무거운 말을 하면 하는 사람도 듣는 사람도 모두 기가 무겁게 된다. 기가 무거워지면 만병의 원인이 된다.

운동을 하는 것도, 음식을 먹는 것도, 말을 하는 것도 모두 기와 상관이 있다. 기가 가볍게 말하고 기가 가벼워지게 운동하고, 기가 가벼운 음식을 많이 먹는 연습을 하면 기가 가볍게 된다. 기가 가볍게 되면 혈 즉 피도 잘 통하게 되어 막힌 곳이 없게 된다.

혈전이나 경색 등은 모두 기와 혈의 순환이 잘 안되어 막히는 곳이 많아서 생긴 병이다.

10) 영적으로도 막힘이 없게 하라

영적으로도 마찬가지다.

"항상 기뻐하고, 쉬지 말고 기도하며, 범사에 감사하라"는 말씀은 영적인 기가 잘 통하게 하라는 뜻이다. 하나님과의 관계에 막힘이 없어야 영적인 기가 잘 통한다. 그러기 위해서는 사람과의 관계에도 막힘이 없어야 한다. 사람과의 관계에 막힘이 있으면 하나님과의 관계 역시 막히기 때문이다. 사람을 미워하고 외면하고 거부하면 하나님과의 관계도 막힌다. 그리스도인은 하나님께 예배드리기 전에 먼저 사람과의 관계에 맺힌 것을 풀어야 한다. 그래야 하나님과의 관계에 막힘이 없게 된다. 영적인 기막힘이 없게 되어 잘 통하게 된다. 기도도 통하고 찬양도 통하며 예배도 영적인 기가 펑펑 통하는 살아있는 예배가 된다.

뇌졸중은 영적으로 보면 하나님과의 관계의 막힘이다. 그것 때문에 영적인 생명을 공급받지 못하는 것이다. 기도해도 응답받지 못하고 말씀을 읽어도 무슨 말인지 모르겠고, 설교를 들어도 귀에 안 들어오는 것이 바로 영적인 중풍, 뇌졸중이 아닐까.

그리스도인은 육적인 중풍, 뇌졸중만이 아니라 영적인 중풍, 뇌졸중도 아울러 예방할 줄 아는 사람들이다. 육적인 중풍, 뇌졸중이 물론 무섭지만 실은 알고 보면 영적인 중풍, 뇌졸중은 그보다 훨씬 더 무서운 것이기 때문이다. 생활습관을 바꿈으로 영,육간 뇌졸중을 예방하는 멋진 크리스천이 되고 싶다.

영적인 기막힘도 알고 보면 생활습관이다. 자꾸 막히게 하는 습관을 가진 사람은 예사로 막히게 한다. 하지만 막힌 것을 싫어하고 두려워하며 막힌 것을 자꾸 뚫는 생활습관을 익히게 되면 막힌 것을 보지도 못하고 참지도 못한다. 사람과의 관계에 문제가 있으면 하나님과의 관계에 문제가 생기고 그러면 결국 육체적인 문제도 오게 되는 경우가 많다. 살리는 것은 영이요 영이 살아야 육이 살기 때문이다.

2.

협심증과
심근경색

생 활 습 관 병 의 예 방 과 치 료

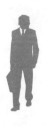

생 활 습 관 병 의   예 방 과   치 료

협심증과 심근경색

심장은 온몸에 피를 공급해주는 펌프와 같다.

심장은 하루에 10만 번 이상 펌프질을 하고 무려 7천 톤이나 되는 혈액을 뿜어낸다. 이런 펌프질은 죽기 전까지 잠시도 쉬지 않고 이루어진다.

심장의 수축과 확장의 반복을 박동이라 하는데 안정 시 분당 60~70회로 하루 평균 약10만 번, 평생 26억 번(70세 기준)으로 시간당 에너지 생산량은 약6,000cal가 된다.

70년 동안의 힘을 계산하면 30톤짜리 바위덩어리를 에베레스트 산 정상까지 들어 올릴 수 있는 힘과 같다.

주먹을 쥐었다 폈다 하는 운동을 1분간 60~70회 반복하기도 힘든데 이 운동을 죽을 때 까지 쉼 없이 반복하기 위해선 심장을 구성하고 있는 근육도 다른 근육과는 다른 특성을 가져야 함은 물론이다.

심장은 불수의근이다.

그러면서 스스로 흥분하는 능력을 갖는 즉, 자발적으로 율동성 수축을 일으킬 수 있는 근육이다.

심박동의 규칙성도 바로 심장만이 갖고 있는 이 특수근의 역할과 심장을 둘러싸고 있는 적도둘레의 두 바퀴 반에 해당하는 전장 약 96,000킬로나 되는 혈관에 의한 에너지 공급 때문이라 할 수 있다.

한의학에서 심장은 군주지관이라 한다.

우리 몸에서 왕에 해당하는 기관이란 뜻이다.

심장이 상하면 바로 생명을 잃을 수 있기 때문에 심장을 우리 몸의 왕이라 칭한다.

이렇게 심장이 왕성한 활동을 할 수 있도록 필요한 산소와 영양소를 심장에 공급하는 역할을 하는 것이 관상동맥이다. 관상동맥은 마치 왕관처럼 심장을 둘러싸고 있는 혈관이라고 해서 붙여진 이름이다.

돌연사의 80%가 바로 이 심장의 관상동맥의 질환 때문에 생긴다.

관상동맥 중에서도 가장 중요한 혈관은 온몸으로 피를 내보내는 좌심실과 연결된 관상동맥이다. 관상동맥에 콜레스테롤, 니코틴, 중성지질 등의 불순물이 쌓이면 혈관이 좁아지고 굳어지면서 혈액이 원활하게 흘러가지 못해 통증이 발생한다.

마치 가슴 한가운데를 쥐어짜는 듯한 이 통증을 우리는 협심증이라고 부른다. 협심증이 계속되면 혈전이 관상동맥을 막기 시작한다. 하지만 초기에는 모른다.

일반적으로 혈관의 지름이 70%까지 좁아지거나 터질 상태에까지 이르러야 증상을 느끼게 된다.

이때의 가슴 통증은 심하고 오래 가는 것이 특징이다. 협심증은 응급상황이다.

관상동맥의 한부분이라도 막히면 심장에 산소와 영양공급이 끊기면서 심장근육 일부분이 썩는 괴사가 일어나는데 이것이 바로 심근경색이며 더욱 심해지면 심장마비가 된다.

심근경색이 발생한 후 몇 분 지나지 않아 사망할 수도 있다. 그래서 아주 위험하다.

그러나 관상동맥에 불순물과 혈전이 생겨 혈관이 좁아지는 과정은 한순간에 일어나는 것이 아니다. 여러 원인에 의해서 수십 년 동안 진행되다가 나타나는 결과인 것이다.

그러고 보면 돌연사는 말의 뜻과는 달리 어느 날 갑자기 돌연히 맞게 되는 죽음이 아니라는 말이다.

그래서 돌연사는 없다 라는 말까지 생겨나고 있다.

옛날에는 심장마비라고 해서 당연히 죽는 병이었다.

그런데 요새는 막힌 관을 뚫어내고 스텐트까지 끼워가면서 살려낸다.

죽을래야 죽을 수도 없는 세상이라고 말들을 한다.

심장에는 96,000킬로미터의 혈관이 있다. 약10만 킬로미터의 혈관이 조그마한 심장 하나 속에 다 들어있다는 것은 믿어지지 않는 신비한 사실이다. 이 길이는 지구를 두 바퀴반이나 도는 거리이다. 심장에는 그렇게 어마어마한 혈관이 몰려있다. 물론 눈에 보이지도 않는 가느다란 모세혈관까지 다 합쳐서 하는 말이다. 그 중 어느 한 부분이라도 막히면 협심증이 되고 협심증이 심해지면 심근경색이 와서 괴사가 되어 사망에 이르게 된다.

겉으로는 멀쩡하게 보이는 사람도 심혈관질환 때문에 고생하는 분들이 많다.

협심증이 오는 주된 이유 중 하나가 고지혈증이다.

고지혈증은 문자 그대로 핏속에 기름이 많은 병이다. 기름기가 많아 피가 탁해져서 오는 병이다. 고지혈이라 하면 기름기를 많이 먹어서 그렇다고들 생각하는데 사실은 꼭 그렇지만은 않다. 우리 몸의 3대 영양소는 탄수화물, 지방, 그리고 단백질이다.

이들 영양소의 최종산물은 포도당인데, 포도당이 세포 속에 들어가서 미토콘드리아의 방아질에 의해서 분해되어 ATP라고 하는 에너지가 되어 우리 몸에 공급된다. 한방에서는 비기라고 하는데, 음식물이 흡수되어 분해되어 운포되어 에너지화 되는 것을 말한다.

이때 너무 과도한 탄수화물이나 지방을 섭취하면, 우리 몸에서 쓰고 남은 포도당은 모두 중성지방으로 변한다. 중성지방으로 변한 물질들이 핏속에 들어가면 고지혈이 되고 뱃속에 차이면 뱃살이 되는 것이다.

다시 말해, 고지혈증은 지방만을 많이 먹어서 생긴 것이 아니라 탄수화물도 많이 먹어서 생긴다는 말이다. 그러니 무슨 음식이든 조금 적게 먹는 것이 고지혈의 예방과 치료에 무엇보다 중요하다.

술을 많이 마셔도 고지혈증이 된다. 술의 알코올이 결국 나중에는 지방으로 변하기 때문이다.

고지혈을 한방에서는 혈탁이라 부른다.

한방에서 우리 몸은 기와 혈로 되어있다고 보는데, 기는 가볍게 팽팽 잘 돌아야 건강하고, 혈은 맑고 깨끗해야 건강하다. 심근경색이나 협심증으로 심장이 아픈 것은 심장부위에 기가 잘 통하지 못했다는 말이다. 우리 몸의 기가 막혀서 실제로 기막히는 일이 생겼다는 뜻이기도 하다.

한의학에서 기와 혈은 짝(配)이기 때문에 기가 잘 통하면 혈도 잘 통하고, 기가 잘 통하지 못하면 혈도 잘 통하지 못하게 된다. 고지혈로 핏속에 기름기가 많아지면 혈관이 좁아지고 막히게 되면서 기와 혈의 순행이 불가능하게 된다. 그렇게 해서 생기는 병이 협심증과 심근경색, 뇌경색 등이다. 심장의 혈관이 막히면 심근경색이요 뇌의 혈관이 막히면 뇌경색이 되는 때문이다. 심근경색과 뇌경색은 물론 생기는 부위는 다르지만 예후는 비슷하다. 둘 다 치명적인 혈관성질환이라는 점에서는 큰 차이가 없다.

고지혈증을 막기 위해서는 동물성 지방질을 안 먹는 것은 물론, 적극적으로 채식을 많이 해야 한다. 채소의 식이섬유는 핏속의 기름기를 흡착해서 밖으로 배출시키는 작용이 있기 때문이다.

한국인들이 동물성 기름기를 많이 먹는 것보다 더 안 좋은 것은 섬유질을 너무 안 먹는 것이다. 생활하다보면 동물성 기름기를 전혀 안 먹을 수 없지만, 섬유질을 많이 먹어줌으로써 장이나 혈관 속에 쌓인 기름기, 찌꺼기, 콜레스테롤 등을 흡착시켜 배설물을 버릴 수가 있는데, 섬유질을 먹지 않음으로 그 같은 효과를 아예 기대하기 어려운 때문이다.

모든 육고기가 다 동물성 지방만을 가지고 있는 것은 아니다. 육고기에도 동물성 지방과 식물성 지방이 함께 들어있다. 우리 몸에 안 좋은 것은 동물성 지방이 많은 육고기를 많이 먹는 것이다. 그렇게 하면 고지혈증에 걸리게 되고 결국 혈탁이 되어 혈관성질환을 유발하게 되기 때문이다.

그리고 운동을 해야 한다.

운동을 하면 혈행이 좋아져서 혈관의 찌꺼기들이 청소되는 효과도 있다. 제일 좋은 운동이 걷기이다. 될 수 있으면 빨리 걷기가 좋다. 평지에서 빨리 걷기를 하면 심혈관에 쌓인 찌꺼기를 씻어내는 좋은 효과가 있다.

아무리 심장이 약하고 혈관이 약한 사람이라도 걷는 것은 문제가 없다.

달리기, 뛰기는 심장에 부담이 되어 독성활성산소를 발생시켜 생명에 위협이 될 수도 있다. 독성활성산소는 그야말로 독성을 띤다. 독성을 띠어서 정상세포를 암세포로 돌연변이 시키기도 하고, 노화를 촉진하기도 하며, 염증을 가속화시키기도 한다. 몸에 좋으라고 한 운동이 오히려 몸을 더 망가뜨리는 결과가 되는 것이다.

하지만, 빨리 걷는 것은 아무런 문제가 되지 않는다.

부지런히 걷고 많이 움직이는 운동은 말초혈관에 혈액순환을 촉진시킨다. 한의학적으로 말하면 기의 순행을 좋게 해주어서 혈액순환도 활발하게 만들어주는 효과가 있다.

심장이 약한 사람이나 혈관이 약한 사람, 혈압이 조금 낮은 사람들에겐 적포도주를 권한다. 저녁에 식사하면서 반주로 두어 잔 정도 마시면 심장을 튼튼히 할 뿐 아니라 혈액순환도 좋게 해 준다.

특히 적포도주의 수많은 폴리페놀 성분 중 프로사이아토닌 이란 폴리페놀이 동맥경화를 예방하는 데 결정적인 역할을 하는 것으로 밝혀져 있다. 이 성분은 원래 포도껍질에 많은 성분이지만, 알코올을 통해 흡수가 배가 되면서 동맥경화를 예방하게 된다. 우리가 술의 형태로 섭취할 때 비로소 심장병 예방효과를 지닌다는 뜻이다. 그래서 포도주스에는 없는 성분이며, 포도껍질을 제거하고 포도주를 만든 백포도주에도 물론 없는 성분이다.

특히 적포도주는 암환자에게도 좋다. 암의 마지막 단계인 전이단계에서 전이를 막아주는 놀라운 효과가 있다는 보고도 이미 발표된 바 있다. 또 혈중의 고밀도 콜레스테롤(HDL)이 부족한 사람에게는 적포도주를 두어 잔 먹어주는 것이 좋다. 고밀도 콜레스테롤을 올려주면서 혈관벽의 탄력성을 좋게 해주고 깨끗하게 만들어주는 효과가 있기 때문이다.

뿐만 아니라 당연히 마음관리를 잘해야 한다.

한방에서 심장은 마음이다. 심장 심자와 마음 심자는 같다.

스트레스를 많이 받거나 충격을 받으면 심장자체를 찔러대는 것과 같다.

그래서 마음을 편안하게 하고 안정하는 것이 심장의 건강에 무엇보다 중요하다.

화병이란 울화병이다. 화가 쌓이고 쌓여서 터지는 병이 화병이다.

화라는 것은 자율신경계의 긴장을 말하는데 겉으로 드러내지 못하고 속으로 자꾸 참음으로 속병이 생기는 것을 말한다. 자율신경계는 교감신경계와 부교감신경계로 구성이 되는데, 교감신경계는 긴장, 불안, 흥분시키는 신경계이고, 부교감신경계는 이완, 완화, 안정시키는 신경계이다. 화가 쌓이면 자율신경계 중에서 교감신경계가 긴장흥분하게 되어 항상 불안상태에 처하게 된다. 이것은 부신피질에서 아드레날린 호르몬의 분비를 촉진하여 말초혈관이 확장되고 얼굴 등으로 피가 많이 뿜어 오르게 해서 얼굴이 벌겋게 상기되고 혈압이 오르게도 해서 갑자기 협심증이나 심근경색이 생기게도 한다. 화병이 생기면 심장이 가장 직접적으로 타격을 받는다.

화병으로 여차하면 생명을 잃을 수도 있는 것은 그 때문이다.

겉보기엔 멀쩡한 사람들이 갑자기 쓰러지는 경우가 대부분 심혈관계통 질환 때문이다.

특히 날씨가 추울 때는 혈관이 수축해서 심혈관질환이 더욱더 많이 발생한다.

살리는 것은 영이다. 사람은 육체를 가지고 있지만 육체만으로 이루어진 존재가 아니다. 영혼이 육체를 입고 있는 존재라고 하는 것이 정확한 표현이다. 사람의 육체의 질병은 자세히 보면 결국 영혼의 병으로 오는 것이 많다. 정신적으로 불안하고 긴장하며 두려워하고 근심걱정에 쌓이게 되면 영혼이 맥을 잃는다. 영혼이 맥을 잃고 주저앉으면 정신이 약해지고 정신이 약해진 틈을 타서 육체에 병이 스민다.

결국 영혼이 병들면 육체가 병들고, 영혼이 강건해지면 육체 또한 강건해진다는 말이 된다. 요한복음 6장63절에 있듯이 "살리는 것은 영이다."

영적으로 평안하고 안정을 누리면 심장질환의 발병률도 훨씬 덜하게 된다. 의학적으로 볼 때 부교감신경의 우위상태다. 부교감신경이 교감신경보다 우위에 있게 되면 안정적이 되고, 평강을 유지할 수 있게 된다. 성경에 나오는 "감사하고 기뻐하라는 말씀, 두려워하지 말고 근심과 걱정 염려와 불안은 모두 다 하나님께 맡기라"는 말씀은 결국 부교감우위의 평화스런 상태에 들어가라는 말씀이다.

한의학적으로도 우리 몸에 있는 일곱가지 감정(희로우사비공경) 중에 심장에 속하는 감정은 희, 즉 기쁨이다. 기뻐하고 즐거워하면 심장이 튼튼해지고 건강해진다고 보는 것이 한의학적인 견해이다. 심장은 우리 몸의 군주 즉 왕이 되는 장기이니 곧바로 생명과 직결이 된다. 다른 말로 하면 기뻐하고 즐거워하고 감사하는 생활을 하면 건강해질 뿐 아니라 생명도 연장되어 장수한다는 말이 된다.

알고 보면 모두가 습관이다.
걱정하고 염려하며 불안해하고 긴장하는 것도 습관이고, 낙천적으로 보고 근심하지 않으며 기뻐하고 즐거워하며 감사하는 것도 모두 습관이다.
사람은 행동이 계속되면 습관이 되고, 습관이 쌓이면 인격이 되고, 인격이 쌓이면 운명이 되는 존재다.
좋은 생활습관, 감사하고 기뻐하며 염려하지 않는 생활습관을 쌓아 가면 심근경색과 협심증같은 심장의 돌연한 병들도 미리 막아낼 수 있으리라 본다.

3.

대사증후군

생활습관병의 예방과 치료

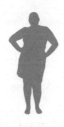

생 활 습 관 병 의   예 방 과   치 료

대사증후군

　대사증후군이란 아직 병은 아니지만 신진대사 장애로 인해 병이 오기 직전의 단계를 말한다.

　특히, 생활습관병이 되기 직전의 단계를 말하는데 아래의 다섯 항목 가운데 세가지 이상이 있으면 대사증후군으로 본다.

1) 복부비만

　남성의 경우 허리둘레가 90센티 이상, 여성의 경우 85센티 이상을 말한다.

　허리가 1센티 줄면 체중이 1킬로 감량된 것으로 계산된다.

　허리가 5센티만 줄어들면 혈압, 혈당, 콜레스테롤 등의 거의 정상치로 돌아온다.

　허리 5센티 즉 2인치만 줄이면 모든 약을 다 끊는다고 하는 보고도 있다. 허리둘레는 그만큼 중요한 바이탈 사인이 된다. 자신의 건강을 위해서 자신의 허리둘레는 정확히 알고 있어야 한다.

　우리나라 사람들에게 많은 복부비만은 특히 다른 부위는 비만하지 않은데 복부만 비만한 소위 마른비만이 많다. 이것은 전신적으로 다 비만한 서양인들보다 오히려 더 위험하다. 동맥경화로 인한 고혈압, 중풍, 당뇨병에 걸릴 확률이 더 높다. 그래서 복부비만은 임상적으로 대단히 중요함에도 불구하고 사람들은 심각성을 잘 모른다. 남녀 모두 나이가 들면 배가 나오는 것은 당연하다고 생각하는데 이것은 위험한 생각이다. 우리는 관대해서는 안 되는 문제에 너무 관대해서 화를 자초하는 경향이 있다.

복부비만도 그중의 하나이다. 복부비만에 빠지면 성적인 매력도 떨어지고 성욕 또한 감퇴된다. 특히 여성의 경우는 폐경기에 복부비만이 오게 되는데 이 위기를 잘 넘기지 못하면 몸매가 망가지는 건 한순간이다.

여성의 복부비만이 오면 몸매가 망가질 뿐 아니라 여성적인 아름다움도 상실하게 된다. 외모의 아름다움이 상실되는 것보다 더 무서운 것은 그로 인해 자신감이 떨어지고 정신적으로 박약하게 되어 우울증 등 정신질환까지 유발될 수 있다는 것이다. 우리 몸은 정신에 의해 육체가 지배받기고 하지만 육체에 의해 정신이 지배받기도 한다. 정신과 육체는 서로 뗄 수 없는 긴밀한 유기적인 관계에 있다.

복부비만을 방지하기 위해선 빨리 걷기를 해야 한다. 최근 미국 듀크의대의 보고에 따르면 복부비만을 해소하는데 제일 좋은 방법은 빨리 걷기라 했다. 운동이라고 하면 당연히 무산소운동인 근력운동과 유산소운동인 빨리 걷기와 러닝을 병행해야 하는 것으로 알고 있는데, 복부비만을 비롯한 비만만을 해소하는 것이 목적이라면 무산소운동 없이 유산소운동만 하는 것이 더 효과적이라고 실험을 통해 보고했다.

유산소운동에는 당연히 러닝도 포함되지만 복부가 비만한 사람들은 러닝을 하기가 매우 어렵다. 그래서 러닝보다는 빨리 걷기를 하는 것이 현실적이고 능률적이다.

또 복부비만에 빠지면 방광과 성기능에 압박을 받아서 장애가 올 수 있다.

남녀를 막론하고 성기능에 장애가 오면 맥이 빠진다. 아무 일에도 흥미가 없어지고 자신감이 떨어지며 불면증이나 불안증까지도 이어지게 된다. 건강한 사람은 눈동자가 살아있는 사람이다. 눈동자가 반짝이며 살아있는 사람은 성기능이 활발하고 건강한 사람이다. 복부비만에 빠지면 성기능장애가 오고 그건 또 정신적, 전신적 장애까지로 이어질 수 있다. 그런 의미에서 복부비만은 쉽게 볼 병이 아니다.

복부비만은 건강을 위협하는 제1의 적이라는 사실을 알고 대처해야 한다.

2) 중성지방수치

150이하여야 한다. 우리가 먹는 음식물 중 3대 영양소가 탄수화물, 지방, 단백질인데 이들 영양소의 최종산물은 모두 당이다. 포도당으로 되어 세포내에 흡수되어 미토콘드리아에 의해서 분해되어 ATP라는 에너지를 만들어 전신에 공급한다. 그런데 음식을 너무 많이 먹으면 쓰고 남은 영양소가 모두 중성지방이 된다. 단백질은 조금 덜하지만 탄수화물도, 지방도 쓰고 남은 것은 모두 중성지방이 된다. 중성지방이 되어 핏속을 흐르게 되면 고지혈증이 되고 이것이 동맥경화의 원인이 된다. 다시말해서 무슨 음식이든 조금 적게 먹어야 되지 많이 먹으면 중성지방화 된다는 것을 잊지 말아야 한다. 중성지방은 지방질을 많이 먹어서 생기는 것이 아니라 무슨 음식이든 많이 먹어서 오는 질환이라는 것을 강조한다.

술도 그렇다. 술을 마시면 술 속의 알코올은 결국 중성지방이 된다. 술을 많이 마시는 사람이 뱃살이 많이 나오는 것은 그 때문이다. 중성지방은 결국 혈관을 망가뜨리고 딱딱하고 굳게하며 혈관성질환을 일으키는 직접적인 원인이 된다. 중성지방수치를 줄이기 위해 소식하고 절식해야 한다. 한의학적으로 볼 때엔 조식(粗食, 거칠게 먹는 것)해야 한다. 조식이란 거칠게 먹는 것을 말하는데, 정제되지 않은 음식이나 곡식, 제철음식을 말한다. 즉 쌀도 하얀 백미는 미식이고 덜 깎은 현미는 조식이며, 잡곡이나 보리밥도 조식이다. 고구마나 감자, 사과 같은 채소나 과일도 껍질 채 먹는 것이 조식이다. 조식을 해야 기가 가볍다. 기가 가벼운 음식을 먹어야 우리몸속의 기도 가벼워지고 기가 가벼워져야 혈도 잘 순환하게 된다.

　과일도 제철음식이 조식이다.　중성지방의 수치를 올리지 않으려면 무엇보다 먹는 것을 조심해야 한다. 음식의 양을 줄이는 소식, 그리고 음식의 질을 바꾸는 조식을 병행하는 것이 한의학적으로 볼 때 중성지방수치를 줄이는 중요한 습관이다.
　음식먹는 습관을 바꾸면 음식으로 오는 병, 생활습관병을 줄일 수 있다.
　사람은 식습관을 3개월만 바꾸면 유전자가 바뀐다. 유전자가 바뀌면 인생이 달라진다.
　결국 습관이 운명을 좌우한다는 말이다.

3) 혈압

　130~85이내여야 한다.
　고혈압에는 양성과 악성이 있는데, 악성고혈압은 최저혈압이 130이상인 경우를 말한다.
　하지만 혈압은 단순히 수치만 가지고 측정하는 것이 아니다. 최고혈압과 최저혈압, 즉 수축기와 이완기의 혈압차이가 많으면 많을수록 안정적이고 적으면 적을수록 불안정적이다. 그 혈압차이를 맥압이라고 하는데, 혈관 즉 맥관의 탄력성이 좋으면 맥압이 크고 탄력성이 나쁘면 맥압이 낮게 나오기 때문이다. 그래서 같은 고혈압이라 하더라도 맥압이 크면 클수록 덜 위험하다.
　하지만, 어쨌든 혈압관리에는 소금을 적게 먹어야 한다. 싱겁게 먹는 습관, 훈련을 하는 것이 어떤 혈압 약을 먹는 것보다 효율적이다.

그리고 스트레스, 신경 쓰는 일이 없어야 한다. 아무리 음식조심을 하고 약을 먹어도 신경을 많이 쓰고 스트레스를 많이 받으면 혈압이 올라갈 수밖에 없다. 스트레스를 덜 받기도 해야겠지만 스트레스를 덜 받는 습관도 길러야 한다. 감정의 낭비, 에너지의 낭비, 정력의 낭비를 하지 않는 습관을 배우면 크게 도움이 된다. 아무것도 아닌 일에 지나치게 집착하지 말고 관대하게 품고 넘어가는 훈련도 습관이다. 자꾸 하면 할수록 잘하게 되고, 안하면 안할수록 더욱더 못하게 되는 습관이다. 습관이 잘못되면 사람을 잡는다.

고혈압도 결국은 생활습관병이다. 음식을 짜게 먹는 습관, 신경을 과도하고 예민하게 쓰는 습관, 에너지를 많이 낭비하는 습관, 이 모든 것들 때문에 생기는 생활습관병이다.

따라서 고혈압의 치료는 약물만으로 하는 것이 아니라 생활습관을 바꿈으로 할 수 있다. 한의학에서 심장을 마음과 같이 본다고 했듯이 마음관리를 잘하면 혈압관리도 잘되는 것은 너무나 당연한 원리다.

4) 혈당

공복혈당은 100이하여야 한다.

임상적으로 100~120이내인 사람을 내당능 장애라고 하는데 이것은 당뇨가 오기 전 단계를 말한다.

공복 시 혈당이 120을 넘지는 않더라도 100~120사이에 있으면 혈당조절을 해야 한다. 혈당을 조절하기 위해서는 적게 먹고 운동을 많이 하는 것이 필요하다. 구조가 기능을 만든다. 혈당이 올라가는 구조를 만들어 놓으면 올라갈 수밖에 없다. 건강한 사람은 혈당이 올라가지 않는 구조를 만든다. 그런 구조가 바로 적게 먹고 운동을 많이 하는 것이다.

혈당이 올라가지 않게 하려면 당분의 섭취를 제한하는 것이 기본이다.

심지어 설탕은 담배에도 있다. 해외유명 담배의 성분표기를 살펴보면, 전체 중량의 60%가 잎담배 속에 함유된 설탕이 차지하고 있을 정도다. 심지어는 하얀 쌀밥도 설탕이다. 흰 쌀밥은 설탕덩어리라고 보면 된다. 당뇨환자들에게 흰 쌀밥을 제한하는 것은 그자체가 곧 설탕이기 때문이다. 흰 쌀밥을 오래 씹으면 단맛이 나는 것은 그 자체가 곧 설탕이기 때문이다.

사람들이 설탕을 좋아하는 것은, 설탕을 먹으면 뇌 속에서 엔돌핀이 분비되고 이 때문에 일시적으로 기운이 나거나 기분이 좋아지게 되기 때문이다. 설탕은 혈당을 급속하게 올린다.

밥은 녹말 등 다당류이므로 소화되고 분해되어 포도당이라는 단당류가 될 때까지 시간이 꽤 소요되는 반면, 설탕 같은 단순 당은 금세 포도당으로 분해되어 혈당을 급속하게 올린다. 이처럼 혈당이 급속하게 올라가면 췌장에 큰 부담을 주고 이러한 일이 반복되어 췌장이 탈진할 경우 당뇨 등의 성인병이 생기게 된다. 쉽게 말해 설탕은 당지수가 매우 높은 식품이다.

설탕을 덩어리로 먹는 사람은 별로 없지만 가공된 형태의 설탕을 먹는 사람들은 너무 많다. 대사 장애를 예방하기 위해서 설탕을 먹지 않는 생활습관을 길러야 한다. 약 먹는 것보다 더 중요한 것은 생활습관을 바꾸는 것이다.

5) 고밀도 콜레스테롤

남성 40~85이내, 여성 50~85이내여야 한다.
콜레스테롤이라고 다 나쁜 것이 아니다.

고밀도 콜레스테롤 즉 HDL은 세포막을 형성하고 혈관 벽을 청소해주는 좋은 콜레스테롤인데 이것은 높아야 건강하다. 걷기를 많이 하고 견과류를 많이 먹고 적포도주를 매일 두어 잔씩 먹어주는 것이 좋다.

나쁜 콜레스테롤은 혈관에 상처를 주고 노폐물을 쌓이게 해서 동맥경화를 일으키는 주범이다. 동물성 지방질에 많이 있으니 조심해야 한다.

고밀도 콜레스테롤을 높이기 위해서는 유산소운동을 꾸준히 하는 것이 좋다. 걷기 조깅 자전거타기 수영처럼 심장박동수를 높여주는 운동을 매일 20~30분 동안 꾸준히 하면 좋은데 이때는 운동의 강도보다는 지속시간이 더 중요하다.

또. 체중감량도 해야 하는데, 비만은 HDL 콜레스테롤에 영향을 줄 뿐만 아니라 다른 건강상의 문제를 일으킬 수 있다.

금연도 중요하며, 술은 하루 두잔 까지만 허용된다.

최근의 실험에 의하면, 적포도주가 나쁜 콜레스테롤인 LDL을 줄이고 고밀도 콜레스테롤은 증가시키는 것으로 보고 됐다. 적포도주 속의 폴리페놀 중 레스베라트롤이라는 성분이 좋은 콜레스테롤인 HDL 수치는 높이고, 나쁜 콜레스테롤인 LDL은 줄인 것이다.

하루 한 두잔의 술 섭취는 HDL 콜레스테롤을 높인다고 한다. 하지만 그 이상을 마시면 심장병을 비롯한 여러가지 건강상의 문제가 발생할 수 있다. 그러나 사람에 따라 하루에 한 두잔의 술만 마셔도 심장병을 일으킬 수 있으니 조심하도록 한다.

단일 불포화지방산을 섭취하는 것도 중요하다. 아마유, 카놀라유, 올리브 오일, 아보카도 오일같은 단일불포화지방산을 많이 섭취하면 총 콜레스테롤 수치에 영향을 주지 않고 HDL 콜레스테롤수치를 높일 수 있다.

그래서 성인의 경우 하루 한 스푼 정도의 아마유를 매일 먹는 습관을 가지는 것이 좋다.

비타민B3인 나이아신의 섭취를 늘리면 HDL 콜레스테롤을 약15~35% 정도 높일 수 있다.

비타민B3가 많이 들어있는 식품으로는 바지락, 굴비와 같은 생선, 간, 계란, 볶은 땅콩, 살코기, 아보카도, 말린 자두, 대추야자, 무화과 등이다.

그 외에도 수용성식이 섬유소를 많이 섭취하는 것이 좋다. 식이섬유중에서 물에 녹는 수용성 식이섬유는 과일, 채소에 많이 함유되어있는데 이들은 HDL 콜레스테롤를 높이고 LDL 콜레스테롤을 낮추는 효과가 있다.

매일 식탁에 과일을 잊지 않고 놓는 습관, 먹는 습관을 기르는 것이 좋다.

그 외 HDL 콜레스테롤에 도움이 되는 음식으로는 오메가-3지방산이 많이 함유된 생선이다. 생선을 많이 섭취하면 좋은데 1주일에 두 번 정도는 생선을 먹는 습관을 가지는 것이 필요하다.

트랜스지방의 섭취를 줄이는 습관도 필요하다. 트랜스지방은 주로 가공식품에 많이 함유되어있는데 햄버거 냉동피자 도넛츠 감자튀김 케익 과자 마가린 쇼트닝 등에 많이 함유되어있다.

트랜스지방인 마가린이 동물성 지방인 버터보다 심장에 더 해롭다고 나왔다는 사실도 중요하다.

많은 사람들이 거꾸로 알고 있기 때문이다.

이상의 다섯가지 항목 중 세 개 이상에 해당하면 대사증후군이라 진단한다.

대사증후군을 알기쉽게 표현하자면, 굵은 허리는 과식이요, 고혈압은 소금, 고혈당은 당분, 고지혈은 지방이 모두 과잉이라는 뜻이다. 이걸 줄이도록 해야 한다.

대사증후군은 아직 병은 아니지만 병이 오기 직전의 단계를 말한다.

대사증후군이 계속되면 고혈압, 당뇨, 비만, 동맥경화 등의 성인병이 오게 된다. 즉 생활습관에서 생기는 병 즉 생활습관병에 노출되게 된다. 이런 병에 노출되면 자연히 암에 걸리기도 쉽다.

몸의 면역력 자체가 떨어지기 때문이다. 그래서 일단 대사증후군에 해당되면 적극적으로 관리에 들어가야 한다. 그러면 성인병을 예방할 수 있다.

그러한 의미에서 평소에 자신의 바이탈 사인을 알고 있어야 하는데 많은 사람들이 모르고 있다.

아니, 알기를 두려워해서 알려고 하지 않는 사람들이 많다.

한의학에서 대사증후군은 피가 탁해져서 생기는 병으로 본다. 우리 몸의 피는 언제나 맑고 깨끗해야 건강한데 조금이라도 피가 탁해지면 그것 때문에 생각도 안했던 병들이 생기게 된다. 한의학에서는 가미사물탕, 청혈대보탕 등을 처방하여 탁해진 피를 맑게 씻어주는 치료를 한다. 혈탁의 농도가 심하면 청혈단 등의 환약으로 처방하여 6개월 이상 장기복용하기도 한다. 식사는 채식을 하는 것이 좋다. 대사증후군을 막기 위해서 음식 먹는 습관, 운동하는 습관을 제대로 갖는 것이 무엇보다 중요하다.

습관을 바꾸면 인생이 달라지기 때문이다.

우리 몸은 하나님의 영이 거하시는 거룩한 성전인데도 많은 그리스도인들이 영혼의 관리에만 신경을 쓰지 육체의 관리에 대해서는 신경도 안 쓰고 모르고 있어 안타깝다. 성전을 건사하는 것은 무엇보다 중요하다. 아무리 영적인 생활을 많이 해도 육적인 몸이 병들면 성전자체가 병드는 것인 만큼 그것보다 더 중요한 일이 어디 있을까.

"심은 대로 거두는 것을 수확의 원리"라고 한다. 좋은 것을 심으면 좋은 것을 거두고, 악한 것을 심으면 악한 것을 거둔다는 말은 수확의 원리이다.

또 수확량의 원리도 있다. 많이 심으면 많이 거두고 적게 심으면 적게 거두는 원리이다. 그리스도인은 그 원리를 안다. 선한 것으로 많이 심는 사람이 지혜로운 사람이다. 하나님의 영이 거하시는 거룩한 성전을 성전답게 건사하기 위해 우리는 선한 것으로 많이 심는 습관을 길러야 한다.

"성전을 더럽히는 자는 하나님이 멸하신다."는 말씀(고전3:17)이 있다. 육체를 쉽게 생각하고 함부로 더럽히면 비싼 값을 지불해야 하는 것을 우리는 안다.

경건을 이루는 습관, 거룩을 연습하는 습관, 우리의 몸과 마음을 깨끗하게 지키는 습관을 가지는 것은 아무리 강조해도 결코 지나치지 않는다.

4.

암 이야기

생활습관병의 예방과 치료

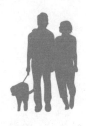

생 활 습 관 병 의   예 방 과   치 료

암 이야기

암이란 한마디로 말해서 무질서한 세포의 무질서한 증식이다.

정상세포에서 볼 수 있는 질서가 깨어져서 무질서하게 퍼져버린 세포가 암이다. 정상적인 세포들은 나름의 일정한 리듬을 가지고 있다. 정상적인 리듬과 질서 속에 각 세포가 가지고 있는 고유의 기능을 발휘하면서 생명 현상을 유지해간다. 그러나 암세포에는 질서가 없다.

오히려 전혀 엉뚱한 기능을 발해서 신체에 해를 끼치거나 생명을 위협 하기도 한다.

한의학적으로 볼 때, 기란(氣亂)에 해당한다.

기가 어지러워졌다는 말이다. 기가 순조롭게 순행이 되어야 하는데 어 지럽게 흐트러져버렸다는 뜻이다.

우리 몸의 기는 항상 순조롭게 순행이 되어야 정상인데, 기가 어지러워 지면 이리저리 마음대로 가기 때문에 고삐 풀린 말처럼 통제가 안 된다. 한방에서 통제되지 않는 기를 기란이라고 한다.

기가 난하게 되면 혈 또한 난하게 된다. 혈은 기를 따라 도는 것인데 기 란으로 혈란이 생기면 여성의 생리가 코로 나오든지 하는 이상병증이 발 하기도 한다.

암세포는 항상 하나로부터 시작하지만 하나의 암세포가 있다고 암이라 고 진단하지는 않는다.

상당한 시간이 지나 암세포의 숫자가 10억 개 정도로 증식되어야 비로소 암이라는 진단이 가능하다.

암은 인체의 모든 기관에서 다 발생할 수 있다. 암의 종류는 약200여 가지나 된다.

그 대표적인 암들은 폐암, 유방암, 전립선암, 장암, 간암, 위암, 자궁암 등이다.

아이들의 암은 백혈병 계통과 뇌신경 계통의 암이 대다수이다.

이것들을 잘 관찰해보면, 폐암 외에는 대부분 호르몬이나 소화와 관계된 기관의 암이 대부분이다.

그런데 이들 암은 모두 다 음식과 밀접한 관계를 갖고 있다.

다시 말해서 대부분의 암의 원인이 음식과 직접적인 상관이 있다는 뜻이다.

따라서 이러한 암들을 예방하려면 음식을 잘 알아서 먹어야 한다. 음식을 가려먹을 때 암의 예방 뿐 아니라 치료에도 큰 효과를 볼 수 있다.

물론 음식 외에도 흡연여부, 환경, 유전성 등 알아보아야 할 사항들이 많다.

암 치료에서 최선의 방법은 무엇보다도 조기발견이다. 통계에 따르면 3명중 1명이 암환자이며, 4명중 한명이 암으로 죽는다고 한다.

생활습성 전반에 걸친 재고가 있어야 된다.

바른 식생활과 적당한 운동을 하면 몸의 건강만 위한 것이 아니라 마음의 건강에도 큰 보탬이 된다.

몸과 마음이 건강해져야 하지만, 그것만으로는 완전한 건강이 아니다. 건강한 영혼이 더 중요하다.

건강한 영혼을 가지려면 건강한 믿음생활을 해야 한다.

암이 꼭 몸(육체)만의 병이라고만 볼 수는 없다.

왜냐하면, 암에 걸리게 되면 대개 마음과 영혼까지도 다 같이 병에 걸리기 때문이다.

암환자들 중에 우울증에 빠지거나 불안, 초조, 긴장으로 인한 노이로제를 병발하는 분들이 많다.

언제나 그렇듯 육체의 병은 정신의 병과 연결이 되며, 정신의 병은 영혼의 병과 직접적인 관계가 있다.

암의 예방과 치료를 위해 조심할 음식물은 오염된 음식, 잘못된 요리, 너무나 기름진 음식, 너무나 많은 음식 등을 피해야 한다.

암의 원인을 보면, 음식 35~60%, 담배 30%, 술 3%, 방사선 3%,각종 약들 2%, 공기와 물의 오염 1~5% 등이다.

담배만 피는 사람들에게는 폐암이 절대적으로 많이 발생하지만,

담배와 술을 같이 하는 사람에게는 구강암, 설암, 인두암, 후두암, 식도암 등이 많이 발생한다는 통계다.

그러고 보면 음식과 담배 그리고 술에서 오는 발암율이 68~93%나 되고 있다.

이 내용을 다른 면으로 살펴본다면, 우리들의 영역에서 벗어나는 6~11%는 어쩔 수 없다해도, 대부분의 발암요소인 음식, 담배, 술에 대한 조절은 우리 스스로가 할 수 있는 것들임을 보여주고 있다.

또 다른 보고를 보면, 담배를 20년 이상 피운 사람에게는 100% 폐기종이 오며, 폐기종이 온 상태에서 담배를 계속 피워대면 폐암이 발생할 확률이 높다고 하는 통계도 있다.

즉 암이란 생활습관으로 부터 오는 것이 절대 다수이고, 생활습관을 올바르게 고치면 암도 훨씬 예방할 수 있다는 것을 뜻한다.

또한 남녀의 재미있는 비교가 있는데, 남자들의 암 중 약40%가 음식과 밀접한 관계를 갖고 있는 반면, 여자들의 암은 약 60%가 음식과 밀접한 관계를 갖고 있다.

여자들이 음식에 의한 영향을 더 받고 있다는 것은 남자보다 여자들은 음식 이외의 것과의 접촉은 좀 덜한 때문이 아닐까 생각이 되기도 한다. 남자는 음식 말고도 접할 것들이 많은 탓이 아닌가 싶다.

운동이 암 치료와 예방에 좋은데 그 이유는 다음과 같다.

1. 암 조직은 염기성 환경에 쌓여있다.

암세포는 산소가 없는 곳이어야만 살아갈 수 있다는 뜻이다.

운동을 하면 온몸 곳곳에 혈액순환이 잘 되면서 산소공급이 잘 된다. 한방적인 용어로는 기 순환이 잘 되면서 혈의 순행도 잘된다고 말한다. 기와 혈의 순행이 잘 되면 암이 발생하기 어렵다. 기가 잘 통하면 아픈 데가 안생기기 때문이다. 운동을 많이 하면 암이 자리를 잡기 어려운 환경을 조성하게 되므로 암 예방과 치료에 좋다. 그러나 일단 암에 걸리면 운동을 하기 어려우므로 미리 운동을 많이 해두는 것이 암의 예방에 효율적임은 물론이다.

2. 운동을 하면 혈당수치가 낮아지게 된다.

암세포는 혈당이 높을수록 더 빨리 자라게 된다. 암은 설탕을 먹고 자란다. 당분, 설탕이 많은 음식을 먹으면 암세포가 증식되고 활성화되는데, 운동을 하면 혈당수치가 떨어지게 되므로 암의 예방과 치료에 당연 좋을 수밖에 없다. 그래서 운동을 매일 규칙적으로 하는 생활습관을 기르는 것이 그만큼 중요하다.

3. 운동을 하면 면역성이 올라가고 임파조직의 순환을 도와 노폐물을 제거하는데 큰 도움으로 줌으로 몸 전체가 건강하게 된다.

4. 운동을 하는 사람은 스트레스를 낮추는데 큰 도움을 받게 된다.
스트레스가 모든 병의 가장 큰 원인이듯이 암에도 마찬가지다. 스트레스를 받지 않고 살 수는 없겠지만 운동을 하면 스트레스를 낮춰주기 때문에 큰 도움이 된다.

5. 운동을 하는 사람들은 화학요법을 받을 때 이를 잘 이겨낼 수 있게 되는 경우가 대부분이다.

암 예방을 위해 섭취해야 할 음식물의 요령을 보면,

1. 기름을 줄인다.

2. 유기농으로 재배한 과일, 채소, 전곡류를 주로 섭취하고 육류를 포함한 기름섭취는 아주 섭취를 하지 말거나 최소한으로 줄여야 한다.
특히 불에 굽는 고기는 아주 좋지 않다.

3. 가능하면 가공된 음식은 전적으로 피하는 것이 좋다.

4. 설탕, 커피의 소비를 줄인다.
설탕과 커피는 사실 꼭 필요해서 먹는 것이 아니고 기호식품이다. 기호

식품을 어떻게 줄여서 필요 없는 설탕과 커피를 덜 마시는 생활습관을 기르는 것은 생명과 직결되는 중요한 문제이다.

5. 깨끗한 물을 마셔라.

당연히 깨끗한 물을 마셔야겠지만 될 수 있으면 경수를 마시는 것이 좋다. 경수는 산에서 나는 생수가 많은데 그 속에는 미네랄이 풍부하다. 미네랄은 극미량으로 효험을 보는 영양소인데 일상의 삶에서 극미량의 영양소가 부족해서 생기는 병이 너무 많다. 암도 그중의 하나다.

사람 몸의 80%가 물로 이루어져 있고, 피도 물로 만들어지는 것이 피가 깨끗하려면 당연히 깨끗한 물을 공급해야 한다. 어떤 물을 마시는가 하는 것은 생명과 직결되는 중요한 문제이다. 깨끗한 물 마시는 습관을 길러야 한다.

6. 섬유질을 하루에 20～30g정도 꼭 섭취해야 한다.

이는 채식을 통해서 충분히 얻을 수 있다.

섬유질 섭취가 암 예방 뿐 아니라 일반 건강을 유지하는 데에도 절대로 필요하다.

섬유질 속에는 식이섬유 뿐 아니라 비타민이 다량 포함되는데 비타민 역시 우리 몸에 극미량으로 건강을 지켜주는 좋은 영양소이다. 조금만 먹어주면 될 비타민이 부족해서 생각도 못할 엄청난 병에 시달릴 수도 있다는 사실을 잊지 않아야 한다. 섬유질의 확보를 위해 채소를 될 수 있으면 생것으로 먹어주는 생활습관을 기르는 것이 크게 유익하다.

7. 오메가-3 지방산을 많이 섭취해야 한다.

이것은 생선기름과 채식을 통해 가능하다. 특히 생선은 일주일에 두세 번은 꼭 먹는 생활습관을 가지는 것이 좋다. 어떤 종류의 생선이든 큰 차이는 없지만 특히 등 푸른 생선에 오메가-3 지방산, 오메가-6 지방산이 많이 들어있다는 것도 참고로 했으면 좋겠다.

8. 가능한 한 마늘과 양파를 많이 섭취한다.

마늘과 양파에 발암을 억제하는 물질이 있다. 마늘에는 티아민과 알리신이, 양파에는 퀘르세틴이 담뿍 들어있어서 항암에도 좋고 노화방지와 정력, 스태미너에도 각별한 효험이 있는 것으로 널리 알려져 있다.

마늘과 양파를 많이 먹고 즐겨먹는 습관을 키우는 것이 여러모로 유익하다. 어릴 때부터 이런 생활습관을 들여놓으면 성인이 되어서도 자연스레 먹게 되는데, 요즘 아이들은 우마미(달작지근한 맛)에 길들여져 마늘과 양파 맛을 모르는 아이들이 많다. 따라서 마늘과 양파의 섭취부족으로 생활습관병에 너무도 쉽게 노출되고 있는 것이 현실이다.

9. 신선한 녹황색 과일이나 채소를 많이 섭취하면 좋다.

이런 물질 중 가장 강력한 것이 베타카로틴이다.

당근에 많이 있다. 베타카로틴을 섭취하면 몸속에서 유리기의 산화작용을 막아줌으로서 산화방지의 역할을 한다. 사람이 늙고 병들고 죽는 것을 한마디로 말하면 모두 산화다. 산화가 일어남으로 생기는 현상들이다. 신선한 녹황색 과일이나 채소를 많이 섭취하는 생활습관을 가지면 산화를 방지하고, 산화가 일어나는 것을 지연시킬 수 있다. 다시 말하자면 노화방지, 암이나 염증, 궤양의 방지, 그리고 장수를 위해서 산화를 최대한 억제시키는 녹황색 채소나 과일을 많이 먹는 생활습관을 길러야 한다.

최근에는 가지의 항암효과를 제일로 치는 보고가 많이 나오고 있다.

이것은 보라색에 들어 있는 파이토케미컬 때문이다. 파이토케미컬은 채소와 과일의 색소에 들어 있는 식물 활성 영양소다. 가지의 보라색에는 안토시아닌, 레스베라트롤, 알칼로이드, 페놀화합물 등 암을 예방하는 파이토케미컬이 풍부하다.

탄 음식에서 나오는 벤조피렌, 아플라톡신 같은 발암물질이 세포 속 DNA를 손상시키면 돌연변이 세포가 생긴다. 이때 파이토케미컬은 돌연변이 세포에 있는 악성 종양에 달라붙어 암세포의 성장을 차단하고 암세포를 스스로 죽게 만든다. 실험에 의하면 가지의 항암효과는 브로콜리나 시금치보다 약 2배 정도 높다는 보고도 있다.

특히 가지는 소화기 계통의 암 억제에 효과적이다. 가지의 영양분이 장 내부에 초콜릿처럼 덕지덕지 쌓인 기름기를 씻어내 대장암, 위암, 후두암 등 소화기 계통 암 발생을 20~30% 정도 낮춰주기 때문이다.

그 뿐만 아니라, 다른 부위로의 침범을 막아 전이의 위험성을 낮춘다. 가지를 가열해도 암 억제 효과는 그대로다. 가지는 가열한 뒤에도 80%이 상의 암 억제율을 나타낸다고 보고되고 있다.

10. 전곡류를 많이 섭취함으로서 항암작용을 키운다.

전곡류 속에는 발암 억제물질이 있어 암을 억제시킨다.

또 전곡류 속에는 비타민 E가 있는데 이것은 세포막 근처에서 유리기를 처리해서 산화를 방지함으로서 암 발생에 중요한 핵산을 보호해주는 역할을 한다.

11. 과일과 채소에 많이 들어있는 각종 향색과 비타민 C가 면역성을 올려준다.

비타민 C는 혈액 안에서 산화방지를 해준다.

비타민 C와 E는 서로 도와서 혈액순환 속에서 또는 세포막 근처에서 산화를 방지해 주면서 서로 간에 상승작용을 한다.

12. 셀레늄은 미소량만 있어도 되는 광물질이나, 만일 슬레니움이 없으면 많은 암들이 발생한다.

따라서 매일 섭취하는 것이 좋다.

13. 바나나, 당근, 사과, 고구마, 진초록 채소 등에 많이 들어있는 비타민 B6를 많이 섭취해야 한다.

이것은 면역성을 올려줄 뿐 아니라 점막을 튼튼하게 만들어 주어서 세균의 침입과 각종 오염물질들을 막아준다.

14. 비트, 양배추, 감귤류, 진초록 채소 등에 들어있는 엽산이 있어야만 특정 암 특히 자궁경부암을 예방해준다.

15. 각조 채소류, 견과류, 씨앗 등에 들어있는 칼슘의 섭취, 그리고 전곡류, 현미, 채소, 견과류 등에 많이 있는 마그네슘을 섭취해야 대장암 등을 예방할 수 있다. 대장암의 경우는 붉은색 육고기 보다는 흰색 육고기를 먹는 생활습관을 기르는 것이 예방효과가 좋다는 보고가 있다.

16. 김, 미역, 다시마 등 해초에 많이 들어있는 옥도가 있어야 갑상선 암이 예방된다.

17. 전곡류, 해바라기 씨, 콩, 양파 등에 많이 있는 아연은 각종 효소가 작용하는 데에도 절대로 필요할 뿐 아니라 면역성을 올리는데 아주 중요하다.

18. 단 음식을 한꺼번에 많이 먹으면 혈당이 올라간다.

혈당이 올라가면 두 가지 이유로 암 발생을 돕게 된다.

첫째는 암세포는 당분이 있어야 자라기 때문이고, 둘째로 혈당이 올라가면 복잡한 과정을 통해서 플라스타글랜딘-2가 올라간다. 이렇게 되면 혈액이 진하게 되어 암의 전이가 쉬워진다. 단 음식 즉 감미는 암의 발생을 돕고 전이도 돕는다. 단 음식, 특히 설탕이 많이 들어가는 유제품 같은 단당류는 피하는 생활습관을 갖는 것이 크게 도움이 된다.

19. 기름기가 많은 음식, 주로 동물성 음식, 각종 유제품, 달걀제품 그리고 기름에 튀긴 음식 등은 모두 면역성을 떨군다. 이 같은 음식들은 하나같이 기가 무거운 음식인데 이것은 면역성을 떨굴 뿐아니라 암의 발생을 촉진시킨다. 나이가 들어가면서 담백한 음식, 기가 가벼운 음식을 많이 먹어야 하는 이유가 거기에 있다. 기가 무거운 음식을 많이 먹으면 담핵이 생겨서 암이 발생하기 때문이다.

20. 철분이 없으면 빈혈이 오게 된다.
그러나 철분이 너무 많으면 철분이 촉매작용을 함으로 산화를 돕는 결과를 초래한다.
암도 산화작용의 결과이기 때문에 철분을 너무 많이 먹는 것도 해롭다.

21. 훈제음식들, 소금에 절인 음식들, 불고기 등 불길에 태운 음식, 기름에 깊이 튀긴 동물성 음식 등에는 발암물질이 많다. 모든 육고기는 가능한 한 삶아서 먹는 것이 좋다. 삶은 음식은 제일 안전하지만 직화 고기나 연기에 그을린 음식들은 모두 암을 일으킬 수 있다. 육고기를 삶아서 먹는 생활습관을 키우는 것이 꼭 필요하다.

22. 각종 식품첨가제가 발암물질화 할 수 있는 가능성이 많다.
23. 술, 담배가 암을 유발한다.
24. 스트레스가 면역을 떨 구는데 중요한 역할을 한다.

25. 운동을 적당히 해야 면역성을 올린다.

26. 오염된 환경을 피해야 한다.

* 암환자들을 위한 식단을 보면,

1. 암 조직은 산성이다. 산성인 상태에서는 산소의 농도가 떨어지게 되어 있다.

즉, 염기성 환경을 좋아하는 암세포가 산소의 농도가 떨어지는 산성 환경을 좋아한다는 말이다.

따라서 암세포가 싫어하는 산소를 많이 공급해주는 것이 필요하다.

대부분의 채식은 알칼리성 음식이다. 반면에 대부분의 육식은 산성음식이다.

따라서 **채식을 위주로 하는 식단을 만들 필요가 있다.**

2. **소화가 잘되는 음식을 골라서 먹을 뿐 아니라 음식을 조금 적게 먹는 것이 좋다.**

우리 몸은 쓰고 남은 영양소는 혹이 되거나 암이 될 수 있다는 사실을 잊지 말아야 한다.

차라리 조금 모자라고 적게 먹는 것이 가장 안전한 방법이다. 복팔분무의라는 말이 있듯, 배는 80%만 차면 의사가 필요 없다. 음식을 조금 적게, 조금 모자라게 먹는 생활습관을 가지는 것이 암의 예방과 치료에 큰 도움이 된다. 특히 육식은 소화가 더디 됨으로 많이 먹지 않도록 조심해야 한다.

3. **단 음식은 절대 피해야 한다.**

포도당이 암세포의 주식이라고 생각하면 된다. 암세포가 좋아하는 포도

당을 올려서는 안 된다. 그러기 위해서는 단 음식을 먹지 않는 생활습관을 키워야 한다.

4. 혈액의 점도는 암의 전이와 밀접한 관계를 갖고 있다.

즉, 점도가 높을수록 암의 전이가 잘되고 점도가 낮을수록 전이가 어려워진다.

혈액의 점도를 유지하는 절대적으로 중요한 것이 바로 플라스타글랜딘이다.

플라스타글랜딘-2는 점도를 높이는 반면, 플라스타글랜딘-1과 플라스타글랜딘-3는 혈액의 점도를 낮춘다. 그래서 플라스타글랜딘-1과 플라스타그랜딘-3을 만들어내는 음식을 섭취하는 길이 가장 빠른 길이다. 이런 음식은 **오메가-6와 오메가-3을 섭취**하면 된다.

이들은 모든 식물에 특히 각종 전곡류와 생선 그리고 아마씨에 많이 들어있다.

5. 세포 속에는 많은 칼슘이 들어있고, 혈액 속에는 수많은 나트륨이 들어있다.

이들은 아주 예민한 평형관계를 유지하고 있다. 세포 속으로 나트륨이 들어오면 세포들은 이를 혈액 쪽으로 뽑아내려고 많은 노력을 한다. 이것을 소디움 펌프라고 한다.

우리 몸의 생명현상 자체가 바로 이와 같은 소디움 펌프의 연속이라고 말할 수 있다.

그런데 짠 음식을 많이 섭취하면 우리의 몸은 필요이상으로 피곤하게 된다.

암에는 단 음식만큼 짠 음식도 해롭다. 짠 음식을 많이 먹어서 좋을 것이 아무것도 없다.

짠 음식이 혈압 등 몸에 좋지 않다는 사실 이외에도 이와 같은 폐해가 있다.

칼슘은 거의 모든 채소에 골고루 많이 들어있다. 따라서 채식을 하면 몸 전체가 편안해짐을 느끼게 된다.

반면에 짠 음식을 많이 먹으면 몸이 몹시 피곤해지게 된다. 칼슘과 나트 륨의 균형이 맞아야 하기 때문이다.

6. 면역을 올리는 음식을 섭취해야 한다.

한의학에서 말하는 원기라는 개념은 요새말로 하면 면역력을 뜻한다. 원기가 떨어지면 사기 즉, 병 기운이 활동하게 되는데, 원기가 강하면 사 기가 무력하게 된다.

면역력이 강해지면 교감신경의 흥분도가 떨어지게 된다.

우리 몸은 스트레스를 받으면 교감신경이 흥분해져서 흥분, 긴장, 불안 이 심화되는데 이렇게 되면 아드레날린 호르몬이 과다분비하게 되고 백 혈구내의 과립구가 증가하게 되어 면역력, 저항력이 떨어지게 된다.

다른 말로 하면, 스트레스를 많이 받으면 면역력이 떨어지고, 스트레스 를 안 받으면 면역력과 저항력이 증강되어서 병을 쉽게 이길 수 있다는 뜻이다.

한의학에서 쓰는 보약도 그런 개념이다. 아드레날린 호르몬의 과다분비 를 억제하고 백혈구내의 과립구의 증가를 억제하므로 면역력과 병에 대 한 저항력을 아울러 상승시키려는 방법이다.

한방에서 쓰는 보약은 간, 심, 비, 폐, 신 오장에 각각 다르다. 간을 보 하는 약이 있고, 심을 보하는 약이 다르며, 신과, 폐, 비를 보하는 약이 각각 다르다는 뜻이다.

당연히 보약이란 하나의 약이 아니라 수십 수백 가지의 약이 될 수밖에 없다. 그러나 그 원리는 하나다. 원기를 도와주므로 병 기운을 물리치는 것, 즉 부정거사(扶正祛邪)의 원리라는 것은 다 같다.

이것은 영적으로도 같이 해석된다. 우리몸속에 성령이 충만하게 되면 악한 영이 힘을 못 쓰지만, 성령충만을 잃으면 악한 영이 준동하게 되는 것과 같은 이치이다. 영적으로든 육적으로든 생명의 양식을 많이 먹어야 원기가 충실해진다는 데에는 차이가 없다고 본다.

7. 섬유질을 많이 섭취해야 한다.

섬유질은 동물성 음식에는 하나도 없다, 전부 식물성 음식으로 부터 온다.

섬유질에는 수용성과 비수용성, 그리고 지용성 섬유질이 있다.

수용성 섬유질은 콜레스테롤을 몸 밖으로 내어보내는 작용을 한다.

즉 수용성 섬유질은 장내에서 담즙을 흡수해서 담즙의 재흡수를 막으면서 이를 배설시키는 작용을 한다.

비수용성 섬유질은 담즙을 흡수하지는 못하지만 여러 발암물질 등을 흡수시킨 후 이를 배설하는 기능을 갖고 있다. 지용성 섬유질은 식물성 호르몬으로 그 기능은 약하지만 강력한 환경 호르몬의 작용을 막아주는 역할을 한다. 따라서 섬유질의 섭취는 반드시 필요하다.

8. 감귤류가 암 치료음식으로 각광을 받고 있다.

그 속에 가장 중요한 요소는 글루타타이온이고, 그밖에도 여러 요소들이 많이 있다.

9. 십자화과 채소가 항암작용을 한다.

브로컬리, 칼리홀라워, 케일, 캐비지, 브르쎌 스프라우트, 배추, 무 등 꽃의 모양이 십자로 되어있는 채소들이다.

10. 마늘과 양파 속에는 각종 항암물질들이 많이 들어있다.

11. 콩과류 특히 메주콩 속에는 여러가지 항암 물질이 들어있다.

첫째로 식물성 여성호르몬이 들어있어 호르몬이 원인이 되는 모든 암을 억제하고, 둘째, 프로테아지 인히비터가 많이 들어있어 장암, 구강암, 간암, 취장암 등의 발생을 억제한다.

셋째, 사포닌 및 식물성 스테롤은 강력한 항암작용을 갖고 있다.

콩과류에는 팥 종류도 포함된다.

암 치료의 세계적인 권위를 가진 김의신 박사는 신앙의 힘에 대해 다음과 같이 강조한다.

신앙인들의 경과가 좋다. 암환자 중 하나님을 믿는 사람들은 '죽고 사는 문제는 하나님 밖에 모른다'는 믿음이 확고하다. 이런 환자들 가운데 건강을 되찾은 이들을 많이 봤다.

또 신앙이 있는 사람은 암에 대한 저항력도 높다는 게 이미 연구결과로 증명되고 있다.

교회 성가대원들과 일반인들을 비교해보니 성가대원들의 면역세포(일명 NK세포)수가 일반인보다 몇 십 배도 아닌, 무려 1000배 많은 것으로 측정됐다.

면역세포가 많으면 암 치료도 잘 되고, 암에도 잘 걸리지 않는다.

내 경험으로는 믿는 사람이 믿음 없는 사람보다 암을 이기는 힘이 강하다.

중보기도의 힘도 중요하다. 200~500명 정도 되는 교회의 중보기도 팀원들이 암 환자를 위해 6개월~1년간 기도하게 했다. 암환자 본인은 모르게 진행했다. 그 결과, 중보기도를 받은 암환자 그룹은 그렇지 않은 그룹에 비해 치료효과가 월등히 높았다. 정말 신기한 일이다.

우리는 조물주이신 하나님을 믿는다.

의료기술을 통한 치료법 역시 하나님이 인간에게 주신 선물이다.

하나님께 의지해서 기도하는 것과 함께 최선을 다해 치료를 받는 일도 병행하는 것이 바람직한 환자의 자세라고 생각한다.

기적처럼 병이 낫는 것도 많이 보았다.

암치료과정에는 과학적으로 설명되지 않는 부분이 있다.

방사선 치료와 항암치료 모두 거치고 약이란 약은 다 썼는데도 암세포가 뇌까지 퍼진 환자가 있었다.

5년 정도 투병한 분인데 마지막으로 삶을 정리하라고 호스피스 병동으로 보냈다.

그런데 더 이상 세포가 자라지 않더라.

나중에는 집으로 돌아갔다.

이건 현대의학으로는 설명할 수 없다.

내가 경험한 이런 한국인 환자만 20명이 넘는다.

어머니에 대한 추억이 많다.

모태신앙인 내겐 어머니가 신앙의 뿌리다.

어머니는 항상 '남을 위해 살아라' '남한테 지는 게 좋다.'

'하나님이 도우시니까 절대 걱정할 것 없다.' 는 말씀을 해주셨다.

어머님 말씀과 기도대로 지금까지 걱정 없이 살아왔던 것 같아 감사하다.

끝으로, 인생에서 가장 가치 있는 것은, 예수 믿는 것이다.

5.

치매

생 활 습 관 병 의 예 방 과 치 료

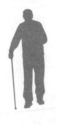

생 활 습 관 병 의   예 방 과   치 료

치매

치매환자가 급증하고 있다. 현재 전 세계적으로 65세 이상 노인들의 약 10%가 치매에 시달리고 있고, 80세 이상 노인들 5명중 1명, 즉 20%가 치매로 고통당하고 있다.

고령화 시대가 되면서 치매는 암, 에이즈와 함께 3대 질환의 하나이자, 나이 들어 걸리고 싶지 않은 가장 두려운 병으로 꼽히고 있다. 뿐만 아니다. 요즘은 젊은 사람들에게도 치매가 많이 나타난다. 치매 역시 전에는 완전한 성인병으로 꼽았으나 이제는 생활습관의 잘못으로 젊은이들에게서도 적잖게 나타나는 무서운 병이 되고 말았다.

치매는 노인반(뇌세포의 검버섯으로 독성이 있는 단백질)과 신경섬유다발이 신경세포를 죽여 뇌 조직이 점점 줄어드는 뇌의 위축을 말한다.

우리 뇌가 정상적으로 활동을 하려면 당연히 신경세포가 정상적으로 기능해야 하는데 그렇지 못할 경우 치매에 빠지게 된다. 그 이유는 무엇일까.

우선 외부로부터 유입된 독성물질이 원인일 수 있다. 그 외에 신경세포 내에 이상 단백물질이 쌓여서 세포내 물질의 유동이 원활치 못하여 신경세포가 고사하는 경우도 있다.

치매의 원인별로 분류해보면, 알츠하이머가 40%, 혈관성 치매가 35%, 그 밖의 원인으로 오는 치매가 25%를 차지하는 것으로 나와 있다.

알츠하이머병은, 뇌세포가 자연적으로 파괴되면서 생긴다. 이 경우 치매에 걸렸어도 보통 8~10년 정도는 산다.

알츠하이머는 뇌 안에 '베타 아밀로이드'와 '타우'라는 두 가지 독성단백질이 과다하게 쌓여 생긴다. 타우 단백질은 신경세포 안에서 신경섬유다

발을 만들고 베타 아밀로이드는 신경세포 밖에 쌓여 노인반을 생성한다. 이 독성 단백질 때문에 신경세포가 죽는 것이다.

알츠하이머병 환자들은 뇌의 기억력이 상당히 약화되는데, 기억 및 다른 지적능력을 유지하는데 중요한 부위의 신경세포들이 많이 없어진 것과 뇌신경세포 사이에서 오가는 아주 복잡한 신호들을 서로 전달해주는데 필요한 특정 화학물질의 양이 많이 줄어든다.

알츠하이머의 첫 번째 특징은 가벼운 건망증이다.

그 이후 병의 진행에 따라 언어구사력, 이해력, 읽고 쓰는 능력 등의 장애가 발생한다.

결국 알츠하이머병에 걸린 사람은 불안해하기도 하고, 매우 공격적이 될 수도 있으며 집을 나와서 길을 잃고 방황하기도 한다. 치매 환자는 기억력이 떨어지기 때문에 이미 증상이 시작되었어도 이를 인식하지 못하는 경우가 많다.

치매 경고 증상 10가지를 보면,

1. 최근 정보를 잊어버리는 등 기억력이 떨어진다.
2. 익숙한 물건의 사용법이 생각나지 않는다.
3. 단순한 단어가 기억나지 않는다.
4. 동네에서 길을 잃어버리는 등 방향감각이 없어진다
5. 판단력이 떨어진다
6. 돈계산 같은 단순한 일에 어려움을 느낀다.
7. 물건을 엉뚱한 곳에 놓는다.
8. 의심하거나 두려워하는 등 성격 변화가 있다.
9. 이유 없이 울거나 화를 낸다.
10. 멍하니 TV를 보거나 잠을 많이 자는 등 수동적이 된다.

혈관성 치매(vascular dementia)는 치매의 원인 중 두 번째로 많은 것으로 이것은 중풍의 후유증으로 온다. 그래서 혈관성 치매에 걸린 사람은 치매 뿐 아니라 팔다리에 마비가 오거나 언어장애, 구동장애 또는 시야장애 등도 흔히 나타나는 경우가 많다.

혈관성 치매는 동맥경화로 인해 혈관이 막히거나 터져 그 부분의 뇌 조직이 기능을 상실하기 때문에 유발된다. 한마디로 뇌졸중의 후유증으로 치매도 오게 된다. 뇌조직 자체가 괴사되기 때문에 괴사된 부분의 뇌 활동이 위축, 정지, 퇴축되어 생기는 것이다. 뇌혈관질환의 후유증으로 치매가 오는 것이 알츠하이머보다 약간 적을 뿐, 그 또한 만만치 않다는 것은 더욱더 뇌혈관질환의 경각심을 갖게 한다.

치매는 반드시 나이 많은 노인에게만 찾아오는 병은 아니다.

50대 9%, 60대 29.8%, 70대 43.9%, 80대 15.4%로 65세가 넘으면 10명중 한명이 치매에 걸린다는 통계가 나와 있다.

혈관성 치매의 경우, 뇌졸중 위험인자를 잘 조절하고 뇌졸중을 조기에 발견하여 약물을 꾸준히 복용하면 예방할 수도 있고, 증상이 호전될 수도 있고 치매 증상 없이 건강을 영위할 수 있다. 그러나 이미 중증으로 진행이 되고나면 근본적인 치료는 어렵다.

치매에 관한 잘못된 속설이 있다. 그중 하나는 치매에는 약이 없고 치료할 수도 없다는 속설이다.

어디에서 기인했는지 모르지만 많은 사람들이 이 말을 믿고 있다.

알츠하이머의 경우 원인을 알 수 없기 때문에 특별한 치료법도 나와 있지 않지만, 모든 치매가 다 이런 것은 아니다. 국내 치매환자 4명중 1명에 해당하는 혈관성 치매는 고혈압, 동맥경화 등 뇌혈관이 손상되어 발생한다. 알츠하이머보다 비교적 예방과 치료가 쉬운데 혈압과 콜레스테롤 조절과 같은 뇌혈관 치료를 받으면 예방이 가능하며 증상의 악화를 지연시키는 치료도 충분히 가능하다. 기억력 감퇴 등 치매증상이 뇌졸중 끝에 따라오거나 마비 및 발음장애와 같은 다른 증상이 동반되면 혈관성 치매일 가능성이 높다.

알츠하이머의 경우도 약물복용을 통해 악화를 늦출 수 있다. 약물을 복용하면 치매의 진행속도를 평균 1~2년 늦출 수 있으며 4명중 1명 정도는 기억력이 좋아지는 효과를 보인다. 물론 중증의 경우나 치매말기에는 별로 도움이 되지 못한다. 약물은 비교적 초기의 알츠하이머 환자에게서 효과를 본다.

치매와 술의 관계를 보면,

술과 담배가 치매에 직접적이지는 않더라도 2차적인 영향을 주는 것은 확실하다. 특히 **술은 뇌세포를 파괴하기 때문에 좋지 않다. 술을 많이 마시면 알코올성 치매에 걸리기 쉽다.**

매일 한 병 이상씩 소주를 마시면 알코올성 치매가 잘 온다. 알코올성 치매란 결국 술이 뇌를 녹인다는 말이다. 술로 인해 블랙아웃이 되면 뇌가 녹아내려 결국 치매에까지 이르게 된다는 뜻이다.

건망증과 치매의 차이를 알아야 한다.

일반적으로 볼 때 건망증 환자는 자신이 어떤 기억을 상실했다는 사실을 잘 인식하고 있다. 하지만 치매 환자는 자신의 기억력의 상실여부를 알지 못한다.

치매와 건망증을 초기에 구별하는 것은 매우 어렵지만, 보통 치매는 과거에 자신이 경험했거나 일어났던 일에 대한 기억을 전반적으로 광범위하게 모두 잊어버리는 특징이 있지만, 건망증은 기억된 것의 일부를 선택적으로 잊어버리는 것으로 구별된다. 또한 치매는 시간, 장소, 사람에 대한 기억으로 설명되는 지남력과 판단력에 전반적인 장애를 일으키지만,

건망증은 지남력과 판단력이 대부분 온전하게 보존되어 있는 것이 다르다.

　경도인지장애는 기억력장애와 치매의 중간단계로, 일상생활능력이라든지 운동능력 등 기타 인지장애는 없는 상태를 말한다. 일반적으로 물건을 어디에 두었는지 모르거나 약속장소 혹은 약속자체를 잊어버리는 경우, 주위 사람들로부터 기억력 장애가 심하다는 이야기를 자주 듣는다든지 사물을 보았을 때 명칭이 생각나지 않거나 얼굴을 보고도 못 알아보는 등 기억력 장애가 있을 때는 경도인지장애나 초기 치매가 아닌지 의심해 보아야 한다.

　경도인지장애는 60대가 3% 이상, 75세를 넘으면 15% 이상이나 발생하는데, 경도인지장애 증세가 있는 65세 이상 노인의 15%가 약 1년 안에 치매에 걸린다는 주장도 있다.

　치매에 걸리면 신경세포가 점점 없어지는데 이럴 때 머리를 쓰면 마치 운동으로 근육이 단련되듯이 신경세포가지가 많이 생겨나기 때문에 신경세포의 사멸로 인한 손실을 줄일 수 있다. 평소에 기억력을 강화시키는 훈련을 통해 치매를 예방할 수 있도록 해야 한다. 책을 많이 읽는 것이 좋은데 특히 성경을 많이 읽으면 더욱 좋다. 하나님의 말씀은 읽는 것만으로도 복이 있기 때문이다. 치매를 예방하기 위해 영어단어나 숙어를 자꾸 읽고 외우는 훈련을 하는 것도 도움이 된다. 물론 성경을 영어로 외운다면 더욱 큰 도움이 될 수 있을게다.

　컴퓨터 자판을 많이 두드리며 글을 많이 쓰는 것도 큰 도움이 된다. 우리의 뇌는 손가락과 연결이 되어있다. 손가락을 많이 활용하면 뇌를 직접적으로 자극하는 것과 같은 효과가 난다. 그래서 노인들이 피아노를 치거나 컴퓨터 자판을 많이 두드리는 연습을 하면 치매의 예방과 치료에 큰 도움이 된다. 특히 피아노를 치면 음악적 감성이 계발되어 우뇌가 활성화되어 노화를 지연시키고 치매를 예방하는 데에도 많은 도움이 된다.

운동과 식생활을 통한 치매 예방이 중요하다.

지금까지의 연구결과에 따르면 혈관질환을 잘 조절할 경우 알츠하이머에 걸릴 위험성도 줄일 수 있다고 한다. 운동과 식이요법이 중요하다.

1) 운동으로 뇌 기능을 회복하라.

가장 좋은 운동이 걷기이다. 걸으면 뇌의 집중력을 자극해 뇌가 줄어드는 것을 막아주고 세포의 노화를 방지해준다. 자꾸 걸으면 뇌실의 크기가 줄어들지 않고 변화가 없게 될 뿐 아니라 뇌 위축도 진행되지 않는다.

2) 엽산이 함유된 식품을 많이 먹어라.

치매의 원인 중 많은 비중을 차지하는 것은 관리하지 않는 고혈압과 비만이다.

혈액속의 호모시스테인 농도가 높게 나타나면 그렇다. 호모시스테인은 콜레스테롤이나 흡연처럼 혈관을 손상시키는 물질이다. 호모시스테인은 12가 정상인데 치매 환자는 증가한다. 이 수치가 증가될 경우 치매에 잘 걸린다. 혈관성 치매의 중요한 위험인자인 호모시스테인을 쉽게 낮출 수 있는 방법이 바로 비타민 B1 군인 엽산을 섭취하는 것이다.

엽산 복용으로 호모시스테인 수치를 떨어뜨리는 것이 치매의 예방 및 치료에 도움이 될 수 있다. 엽산의 하루 섭취 권장량은 0.1∼0.25g, 많이 먹어도 소변으로 배출되기 때문에 부작용이 거의 없다. 그런데 문제는 우리나라 사람들의 엽산 섭취율이 낮다는 것이다.

엽산은 식품을 통해서 섭취할 수 있는데 아주 짙은 색깔의 시금치, 근대, 아스파라거스 , 브로콜리 같은 푸른색의 채소에 많이 들어있고, 콩 종류에는 강낭콩과 완두콩에 많다. 소와 닭의 간에도 많이 들어있으며, 과일 중에는 오렌지나 바나나에 많이 함유되어 있다.

대부분 값 비싸거나 특별한 것이 아니기 때문에 일상생활 속에서 조금만 신경을 써서 골고루 먹는다면 충분히 엽산섭취가 가능하다. 흡수율을 높이기 위해 수용성 비타민의 특징을 고려하여 되도록 조리하지 말고 섭취하도록 한다. 만약 조리를 하더라도 살짝만 익혀 먹는 것이 효과적이다. 이처럼 운동, 식습관 등이 치매 예방에 작은 도움이 될 수 있는 것은 사실이지만 적극적인 조기 검진과 약물 복용 등 꾸준한 치료가 무엇보다 중요한 것을 잊지 말아야 한다.

55세 이상은 정기적인 기억력 검진이 필요하다.
육체적, 정신적 운동이 효과적인 치매 예방법이다.
적절한 체중관리가 혈관성 치매의 위험을 감소시킬 수 있다.
혈압, 당뇨관리, 금연, 금주가 치매예방에 절대적이다.

한의학적으로 보면 치매는 기가 체한 기체(氣滯)로 보인다. 머릿속의 기가 체한 두부기체현상이 치매로 보인다. 기가 무거우면 잘 체하게 된다. 기가 무거운 말이나 음식을 피하고 가벼운 것 위주로 섭생을 하는 것이 필요하다. 너무 심각한 문제나 중요한 문제로 골머리를 썩이지 말고 자꾸 비우는 훈련을 하자. 머릿속의 기가 자꾸 무거워지면 결국, 기체현상으로 이어지기 때문이다.

신앙생활하면서 너무 어려운 주제, 너무 무거운 주제를 많이 다루지 말고 가볍고 쉬운 주제를 많이 다루는 훈련이 필요하다. 특히 죄의 문제, 죄책감의 문제 때문에 신앙생활을 너무 심각하게, 너무 힘들게 하고 있는 사람들이 많다. 그렇게 되면 영적인 평안이나 안정, 감사와 기쁨보다는 항상 두렵고 떨림, 불안과 긴장의 연속이 될 수 있다. 성경에도 보면 항상 기뻐하라고 했는데 오히려 죄책감 때문에 항상 불안해하고 두려워하는 분들이 생각보다 많다. 뭔가 잘못된 것임을 알아야 한다.

　사람은 보이는 대로 보고, 들리는 대로 듣는 것이 아니고, 보고싶은 대로 보고 듣고 싶은 대로 듣는다.

　생각하고 싶은 대로 생각한다. 영적으로도 마찬가지다. 긍정적으로, 감사하는 마음으로, 믿음의 눈으로 보고 생각하겠다고 다짐을 하자. 그러면 영적으로도 기가 한층 가벼워질 것이다. 기가 가벼워지면 기란에 빠지지 않는다. 기가 가벼우면 잘 웃고 많이 웃고 크게 웃는다.

　치매 역시 생활습관으로 오는 병이다. 평소, 기를 가볍게 하고 가볍게 만드는 습관을 많이 하면 이런 병들로부터도 훨씬 자유로워 질 수 있으리라 믿는다.

6.

다이어트

생활습관병의 예방과 치료

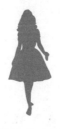

생 활 습 관 병 의　　예 방 과　　치 료

다이어트

동의보감에 보면 피부가 검고 마른 사람은 병이 들어도 치료가 쉽지만 비만하고 피부가 붉으면서 흰 사람은 병들면 치료하기 어렵다고 했다. 비인다중풍(肥人多中風)이라 하여 비만하면 중풍이 많다고 했다.

한방에서 비만은 습담이 많은 것으로 본다. 습이라 하면 물인데, 세포 사이사이에 물이 많이 끼인 것이고, 담이라 하면 기름인데 세포사이에 기름 즉 체지방이 많이 끼인 것을 말한다. 다시 말하자면 비만이란 세포사이에 물과 기름이 많이 차서 세포가 커진 것을 말한다. 한의학적으로 볼 때 비인 즉, 살이 찐 사람은 습담은 많지만 원기는 허하다. 겉보기에 몸집이 커서 힘이 센 것처럼 보이지만 실은 힘이 약하다.

그래서 비인은 원기가 부족해서 병이 잘 걸리는데 특히 중풍 같은 뇌혈관질환에 잘 걸린다는 말이다. 반면에 피부가 검고 마른 사람은 습담도 많지 않아 비만해지지 않지만 오히려 원기는 세다. 그래서 병에 대한 저항력과 면역력도 강하기 때문에 오히려 병에 잘 걸리지 않을 뿐더러 병에 걸려도 잘 낫는다고 본다. 오늘날 비만이 많다. 너무 많이 먹어 살이 찌는 것이다. 살이 쪄서 불편할 뿐 아니라 몸이 무겁고 병에 잘 걸리는 위험이 있어 살을 빼려고 노력들을 많이 한다.

다이어트의 목적은 살을 빼는 것이 아니다.

살을 빼서 아름다워지는 것은 과정이고, 목적은 건강하고 행복한 삶을 누리고자 함이다.

무리하게 다이어트를 하다보면 적지 않은 이들이 갑상선 질환이나 탈모, 골다공증, 악성 변비, 감기, 결핵, 피부 손상 등의 부작용을 겪기 쉽다. 혹 떼려다가 그만 혹을 더 붙이는 셈이다. 더구나 한창 성장기에 있는 청소년에게는 다이어트는 여러모로 신경 쓰이는 일이다.

다이어트를 잘못하면 대사장애를 일으킬 수 있는데 그것은 동화와 이화를 거꾸로 만드는 역작용 때문이다. 잘못하면 키 크는 것을 방해하거나 뼈의 성장을 저해할 수도 있고, 두뇌의 회전이 원활하게 되지 못하는 우를 범할 수도 있다.

어떤 사람은 신경쇠약에 빠지기도 하고 다이어트를 잘못해서 위장을 버리기도 하며 심한 경우는 생명을 잃기도 한다. 뿐 아니라 무리한 체중감량, 영양의 불규칙적인 섭취 등을 하게되면 살이 빠지면서 몸의 면역력이 떨어져서 감염성 질환에 쉽게 노출된다. 결핵이나 독감, 대상포진, 패혈증 등은 몸의 면역력이 급격히 떨어졌을 때 생기는 불청객들이다. 다이어트하는 사람들은 이런 부작용은 생각하지도 않고 오로지 살을 빼는 것에만 치중하다 보니 얻는 것보다 잃는 것이 많은 우를 범할 수 있다.

그래서 한방 다이어트는 몸을 보호하는 처방에서 비롯된다.

비만의 원인은 습관에 있다.

남녀를 불문하고 중년의 나이가 되면 지금까지 입던 바지가 작아지고 상의도 꼭 끼게 되는 경우가 많다. 비만이 시작된 것이다. 자신이 비만인가 아닌가 하는 것은 일반적으로 다음과 같은 계산법에 의해 간단히 측정할 수 있다.

(신장 − 100)×0.9 = 표준 체중

자신의 체중이 표준체중에 비해 차이가 10% 내외면 정상이고, 20%이상 이면 비만이다.

중년의 나이라고 해서 모두 비만이 되는 것은 물론 아니다. 비만이 되는 원인에는 식사, 생활습관이 큰 영향을 미친다. 최근 연구결과에 따르면 신체 대사속도에 영향을 주는 것은 탄수화물이며, 지방은 신체대사속도와 무관한 것으로 밝혀졌다.

따라서 탄수화물(밥) 섭취량은 그대로 유지하면서 지방(기름기) 섭취는 적게 하는 것이 체중감소의 지름길이라 하겠다. 또한 다이어트 중이라도 아침식사는 제대로 하는 것이 바람직하다.

아침에는 지방을 분해하는데 필요한 호르몬이 다량 분비될 뿐만 아니라, 활동에 따른 에너지의 소비가 많기 때문에 식사를 해도 크게 문제되지 않는다. 그러나 저녁에는 지방을 만드는 데 필요한 호르몬이 다량 분비되기 때문에 식사를 많이 할 경우 여분의 에너지가 모두 지방질로 변하여 살이 찌게 된다. 따라서 아침식사를 제대로 하고 저녁식사를 줄이는 것이 다이어트의 정석이라 할 수 있다. 아침식사를 하기가 굳이 어려울 경우는 우유 한 컵에 계란 하나 그리고 야채 쥬스 등으로 대신하는 것도 효과적일 수 있다.

물론 살이 많은 경우에는 탄수화물의 양도 줄여야 한다. 탄수화물의 최종산물은 포도당인데, 포도당으로 되고 남은 탄수화물은 지방으로 변하기 때문이다. 우리 몸에 일정량의 지방은 분해되어 흡수되지만 과도한 지방은 쌓이기 때문에 비만도가 심한 사람은 탄수화물의 섭취량도 조금씩 줄이는 것이 더욱 효과적이다.

습담을 제거해서 비만을 방지하는 방법을 알아본다.

가장 중요한 원칙은 저녁식사 이후 당분을 먹지 않는다는 것이다.

밤에 당분을 먹으면 살이 찐다. 당분은 지방으로 변한다.

무 당분 음식인 녹차나 물 외에는 일체 섭취하지 않는다.

우리가 먹는 대부분의 당은 가공된 형태로 되어있다. 그래서 당을 먹는다고 생각하지 못하면서 당을 먹는다. 아이스크림을 먹는 것도 당을 먹는 것이며, 팥빙수를 먹는 것도 당을 먹는 것이고, 커피를 마시는 것도, 술을 마시는 것도 알고 보면 모두 당을 먹고 마시는 것과 다름이 없다. 흰 쌀밥도 알고 보면 설탕덩어리다. 쌀밥을 먹는 것도 사실은 당을 먹는 것이다. 그럼에도 불구하고 당이라고 생각하는 사람은 별로 없다.

될 수 있으면 오후 7시 이후는 아무것도 먹지 않는 것이 좋다.

이름하여 7후불식의 원칙이다. 아침에는 해가 뜨는 것처럼 기운이 일어난다. 즉 양기가 동한다. 한낮에는 양기가 충만해진다. 저녁에는 해가 지는 것처럼 양기가 진다. 양기는 지방을 분해시켜서 에너지화 할 수 있는 기운이다. 밤에는 양기가 져서 지방을 분해 못하니까 그때 지방섭취를 적게해야 할 뿐 아니라, 당분의 섭취도 줄여야 한다. 그래서 밤이 되면 아무것도 먹지 않는다는 좌우명을 정하는 것이 좋다.

둘째로는 비빔밥 다이어트를 권한다.

비만 때문에 고생하는 사람들, 다이어트에 판판이 실패하는 사람들은 대부분 저녁식사가 원인이다. 아침과 점심은 잘 조절하다가 저녁식사에서 무너지는 경우가 많다. 저녁을 많이 먹기 때문이다. 저녁밥을 조금 적게 먹어야 하는데 많이 먹기 때문에 아무리 운동을 하고 낮에 조심을 했어도 실패하는 것이다. 또는 야식을 하는 습관 때문에 실패하기도 한다.

야식하는 사람들을 가만 보면 대개 저녁밥을 너무 적게 먹거나 불충분하게 먹는 경우가 많다. 그래서 꼭 밤에 허기진 배를 채우려 많이 먹는다.

저녁식사는 비빔밥으로 하는 것도 좋은 방법이다. 이름 하여 비빔밥 다이어트라고 한다.

채소를 많이 넣고, 밥알을 될 수 있는 대로 적게 넣어서 비비는 것이다.

그렇게 하면 피를 맑게 하는 알칼리 음식을 많이 먹어서 좋고, 비타민과 미네랄이 풍부해서 좋으며, 단백질과 지방질의 공급을 차단해서 좋다.

채소에 있는 탄수화물로 배가 불려져서 공복감을 느끼지 않게 되니 실패할 확률도 없다.

사실, 비빔밥만큼 골고루 영양소가 들어있는 균형 잡힌 음식도 드물다.

과일중에서는 토마토, 야채 중에서는 시금치가 특히 다이어트에 좋은 것으로 나와 있다.

토마토에 있는 붉은색 성분인 리코펜은 강력한 항암성분이다. 다른 과일보다 칼로리가 낮아 다이어트 식품으로 손꼽힌다. 토마토에는 또 비타민 C가 풍부해서 감기에 잘 걸리지 않고, 스트레스를 해소하게 한다. 특히, 토마토에 있는 리코펜은 남성의 전립선암을 예방해준다고 하는 보고도 널리 알려져 있다.

시금치도 다이어트에 좋은데, 시금치에는 여자에게 특히 필요한 칼슘, 철분 등이 많고 섬유질이 풍부하다. 다이어트 식품으로 좋고 변비에도 좋다. 이렇게 먹으면 몸이 확 달라진다.

피가 깨끗해지면 몸이 건강해진다. 피부도 혈색도 좋아지는 것은 물론이다.

다이어트에 좋은 두 가지 차를 소개한다.

녹차를 많이 마시는 것이 다이어트에 좋다.

녹차는 커피처럼 카페인이 있긴 하지만 감싸진 채로 섭취되기 때문에 인체에 전혀 무해하다.

더울 때는 녹차를 시원하게 해서 마시고, 차게 해서 생긴 병에는 녹차를 따뜻하게 데워 마신다. 녹차에는 체내지방질을 분해하는 효소가 있어 하루 열 잔 정도 마시면 다이어트, 특히 배나온 분들에게 좋다.

두충차도 좋다.

두충차의 효능은 혈액을 맑게 하면서 혈액순환을 촉진시켜 혈관의 노폐물, 중성지방, 콜레스테롤을 감소시키는 효능이 있어 다이어트 효과가 있다.

먹는 방법은 커피메이커에 두충엽을 2g정도를 넣고 걸러서 마신다.

또는 4g을 팔팔 끓는 물이 담긴 커피 주전자에 넣고 약한 불로 물색이 약간 노랗게 변할 때까지 둔 후 두충엽을 거르고 물만 마시면 된다.

다이어트에는 음식조절도 필요하지만 당연히 운동도 같이 해야 한다.

음식조절과 운동은 7:3의 비율이라 생각하면 된다.

다이어트를 해서 얻는 효과는 음식조절에서 70%, 운동에서 30%라는 뜻이다.

운동으로는 파워워킹을 권한다.

파워워킹은 산책과는 다르다. 시속 7~8km 정도의 빠른 스피드로 걷는 방식인데 이 정도의 속도는 사실 매우 빠른 워킹이다. 일반인들이 그냥 쉬엄쉬엄 걸으면 시속 3~4km 밖에 못 걷는다. 파워워킹은 그 배 이상의 속도로 걷는 것을 말한다.

발을 뗄 때 발가락 끝으로 땅을 찍듯이 밀고 나가는 것이 핵심. 하지만 보폭을 크게 해서 걷는 것이 아니라 다리를 빨리 교차시키는 방식으로 스피드를 올려야 한다.

보폭을 크게 해서 걸으면 고관절부위의 근육이나 인대가 늘어나는 등 부상당할 위험이 있기 때문에 보폭을 짧게 하고 걸을 때 팔꿈치의 각도는

90도를 유지하게 되며 양팔을 힘차게 흔들어준다. 그렇게 하면 어깨와 등 근육도 강화된다.

걷기는 산소를 많이 마시게 하고 근육을 단련시켜주는 아주 손쉬운 방법이다.

체지방은 걷기 시작해서 15분 정도 지나야 분해되기 시작하므로 최소한 30~40분 정도는 쉬지 않고 걸어야 효과를 볼 수 있다. 식전이나 식후 2시간이 걷기에 가장 적당하다.

다이어트를 할 때 과일과 물은 어떻게 먹는 것이 좋을까.

과일에는 비타민C나 칼륨, 식이섬유가 풍부하지만 당분 또한 많이 함유돼 있다.

당분은 체내에서 지방으로 전환되므로 과일도 많이 먹게 되면 살이 찐다.

물은 일반적으로 볼 때 많이 마시는 게 좋다. 피부나 장기에 좋은 역할을 하기 때문이다. 그러나 짠 음식을 먹었을 때나 몸이 많이 피곤한 경우에는 삼가 하는 게 좋다.

특히 잠자리에 들 시간이 되면 마시지 않는 게 다이어트의 기본이다.

체내에 흡수된 물이 잘 배출되지 않아 결국 '물살'이 되기 쉬워서다.

물을 마실 때는 녹차나 생수 형태로 마시는 것이 피부나 다이어트에 더 효과가 있다.

조금씩 여러 차례에 걸친 식사보다는 규칙적인 하루 세 끼 식사가 살찌는 것을 막아준다. 음식물을 섭취한 뒤 우리 몸의 체지방이 에너지원으로 작용하기까지는 3시간 정도의 시간이 걸린다.

그래서 하루에 세 번 규칙적으로 하는 식사는 몸에 음식물이 들어오는 시간을 감지, 조금만 움직여도 많은 칼로리를 소모시키므로 군것질보다는 정시에 밥을 먹는 게 비만을 막아준다.

물은 식사하기 30분 전부터 식사하는 도중, 식사 뒤 1시간까지는 되도록 마시지 않는 것이 좋다.

이 시간에 물을 많이 마시면 포도당의 흡수 속도가 빨라져 혈당과 인슐린의 농도도 상승하는데 이때 다른 혈중 영양소는 모두 지방으로 저장되기 때문이다.

물이 위산을 희석시켜서 소화를 방해하는 작용도 한다.

대신 이 시간대를 벗어나는 때에는 물을 충분히 즉, 하루 6~8컵 마셔주는 것이 신진대사와 노폐물 분비를 촉진해 다이어트에 좋다는 것을 알자.

조심할 것은 물 외의 음료수를 마시지 말자는 것이다.

탄산음료는 절대 금물이다. 물은 살이 찌는 것을 예방도 하고, 찌끼도 제거한다.

땀을 흘리는데 물을 안마시면 노폐물이 쌓이게 되어 오히려 안 좋다.

그러니 땀 흘리는 만큼 물을 마시는 것이 필요하다.

공복 시에 물을 많이 마실수록 다이어트에 도움이 된다.

물을 음료수대신 마시도록 해야 한다. 운동 시 갈증은 안 좋은 상태이니 갈증이 안 나도록 미리 물마시고 운동하는 게 좋다. 갈증은 수분이 부족한 현상이다. 수분이 모자라게 되면 절대 안 된다.

그러니 땀 흘리는 만큼 물을 마셔야 한다.

흔히들 물을 많이 마시면 살이 찐다고 생각하는데 그것은 옳지 않다.

물은 당분도 아니고 지방화하지 않는다. 물은 적당히 마셔줘야 살을 빼는데 오히려 도움이 된다.

체중 감량은 1주일에 500g 정도가 좋다.

어떤 사람은 욕심에 하루에 몇 백g씩 빼려고 하기도 하는데 그러다간 몸을 상한다.

일주일에 500g 정도가 가장 안전한 감량 량이다.

무리한 다이어트를 하면, 심장병과 골다공증 뿐 아니라 담석증 발병률도 높아진다.

비만체질의 사람이 영양학적 균형을 무시하고 하루 600칼로리, 지방 3g의 식이요법을 실시 할 경우, 50% 가량이 담석증에 걸리게 된다고 미국에서 보고됐다. 미국 의학전문지 "메디컬 트리뷴"지의 보고다.

이는 지방을 너무 적게 섭취하면 지방 소화를 위해 간에서 만들어진 담즙이 빠져나가지 못하고 담낭에 고여 있다가 담석으로 변하기 때문이라고 한다.

아울러 채식을 지나치게 해도 지방산, 콜레스테롤, 담즙산 등으로 구성된 담즙의 균형이 깨어져 담석증에 걸릴 위험이 높다고 한다.

그 외에 중요한 또 하나의 원칙이 있다.
다이어트가 실패하는 많은 이유가 정서적 불안감 때문이다.
우리식으로 말하면 영적인 평안함, 평강을 얻지 못하기 때문이다.
영혼의 안정, 평강을 얻는 것이 중요하다.

살이 좀 찐 사람은 열등감에 빠지거나 낮은 자존감으로 우울해지기 쉽다.
자칫하면 그것 때문에 모든 것을 잃어버릴 수가 있다.
살은 살인데 그저 살일 뿐인데, 그게 우상이 될 수도 있고 목표가 될 수도 있다.

그래서 자칫하면 체중감량에 목숨을 건다.
그것보다 더 중요한 것이 얼마든지 있는데, 그건 우리가 목숨 걸만한 가치도 값어치도 있는 것이 아닌데, 살이 조금이라도 빠진 날은 기분이 좋아지고, 100g이라도 찐 날은 금방 우울해지기도 하는 신경쇠약, 노이로제에 걸릴 수도 있다. 정상적인 사람은 자는 사이에 체중이 1kg 준다. 그것은 밤새 자는 사이에 기초에너지대사가 일어나서 칼로리가 소모되기 때문이다. 그러다가 조금 음식을 많이 먹으면 금방 1킬로 정도는 는다.

그래서 조금씩 늘고 주는 것에 대해 일희일비하지 말아야 한다. 그러지 않으면 신경쇠약에 걸려서 살 빼는 것보다 더 중요한 것을 잃을 수가 있다. 살이란 것은 하루에도 수 십 번 쪘다 빠졌다 반복하는 것이다. 그때마다 일희일비한다면 신경쇠약에 걸려 살 수가 없다. 조금 쪘으면 또 빼면 되지 하고 느긋한 마음을 가져야 한다.

하나님은 우리의 있는 모습 그 자체를 사랑하신다. 그리고 있는 그대로 수용하신다. 하지만 우린 그러지 못한다. 항상 자신의 모습에 불만을 갖고 더 나은 모습이 되기 위해 발버둥을 친다. 하나님이 수용하시고 용납한 자신을, 자신이 인정하지 못한다. 그러고 보면 하나님보다 더 높은 자리에 앉아서 자신이 하나님의 노릇을 하려고 하는 또 하나의 우상이 되어 있는지 모른다.

다이어트 역시 마찬가지다. 그러다가 언제나 사고가 난다. 다이어트도 알고 보면 욕심, 탐심의 문제인 경우가 많다. 탐심은 우상숭배라고 했다. 단순히 예뻐지고, 날씬해지기 위한 것이란 생각이 자칫 우상숭배로까지 이어진다는 사실을 잊지 말았으면 좋겠다.

스스로도 자신을 바르게 보아야 한다. 살이 좀 찌면 형편없는 낮은 자존감을 갖고, 살이 좀 빠지면 근거 없는 우월감을 갖는 것은 비성경적이며 불건강한 생각이다. 우리의 존재가치는 살의 있고 없음에 달려있는 것이 아니다. 우리는 존재 그 자체로 소중한 사람들이다.

생활습관을 바꾸므로 외모지상주의에 빠지지 않고 우상숭배의 죄도 범하지 않는 멋진 크리스천이 되었으면 하는 바람이다.

7.

골다공증

생활습관병의 예방과 치료

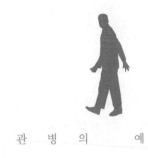

생 활 습 관 병 의   예 방 과   치 료

골다공증

골다공증이란, 뼈에 구멍이 송송 생기는 병을 말한다.

뼈의 칼슘농도를 측정하여 뼈의 성장과정을 보면, 20세 전후까지 뼈가 왕성하게 강해지며, 이 추세는 느리기는 하지만 30~35세까지도 계속 현상유지 된다.

즉, 30세가 넘으면 아무리 칼슘을 많이 섭취해도 뼈를 더 이상 강하게 할 수 없고, 그저 현상유지 할 뿐이라는 것이다.

그래서 평생 튼튼한 뼈를 가지고 살려면 특히 20세 전후에 칼슘섭취나 운동 등으로 뼈를 강하게 해야 한다. 골밀도를 높게 만들어놓아야 한다는 뜻이다.

35세가 지나면 칼슘이 빠져나가기 시작하다가 갱년기가 시작되어 여성호르몬이 부족해지면 갑작스럽게 뼈의 칼슘농도가 낮아져서 골다공증이 생길 수 있다.

20대까지 칼슘과 단백질 그리고 적당한 운동으로 뼈를 건강하게 하여야 평생 튼튼한 뼈를 가지고 살 수 있다. 스무 살 건강이 여든까지 간다.

최근 심평원이 5년간 골다공증 환자가 약 44.3%나 증가한데다 환자10명 중 9명이 50대 이상 여성이란 발표를 했다. 게다가 심각한 합병증 유발 자칫 생명 잃을 수 있다는 지적과 함께 골다공증 발병 연령대가 점차 낮아지면서 골다공증 치료에 들어간 총 진료비가 2007년 535억 원에서 2011년 722억 원으로 5년간 약 187억 원이나 증가, 이에 대책이 시급하다고 보고했다.

골다공증이 발병한 연령대는 2011년 기준으로 70대 이상이 37.0%로 가장 높았다.

골다공증은 어떤 병인지 이미 잘 알려져 있다.

골다공증의 예방을 위해서는 흡연이나 과도한 음주는 피하고, 몸과 뼈에 무리를 주지 않는 적당한 운동이 꾸준히 해주는 것이 좋다.

운동은 뼈를 튼튼하게 할 뿐만 아니라 평형감각 유지 등에 좋은 영향을 미쳐 넘어질 가능성이 줄어들게 되므로 규칙적인 운동이 꼭 필요하다. 단, 욕심 때문에 과도하게 해서는 안 된다. 운동을 과도하게 해서 생기는 병들도 생각보다 많다. 특히 목이나 허리의 디스크가 그러한데 무리하게 들고 움직이다보면 안 그래도 약해지고 닳아진 디스크가 닳고 약해져서 빠져나오거나 터져버리기도 한다. 무슨 운동이든 과하면 부족함만 못한 법이다.

골다공증으로 오는 문제들을 보면,

골다공증으로 오는 골절은 주로 척추, 대퇴, 그리고 팔목 등에 오는 경우가 많다.

골절환자의 50%는 영구불구가 되고, 여성 골다공증 환자의 20%가 양로원에 가게 되며 여성 중 50%는 평생에 골다공증에 걸릴 확률이 있다는 것이다.

이유는 에스트로겐의 부족으로 뼈의 생성과 흡수과정에 이상이 생기고, 부갑상선 호르몬에 대한 예민 반응을 일으켜 뼈가 약해져 골다공증이 생기는 것으로 알려져 있다.

뼈는 칼슘을 주축으로 하여 강함과 딱딱함을 유지하게 된다. 음식물을 통해 얻어진 칼슘은 혈액순환을 통해 전신으로 공급되어 생리작용에 쓰이며 나머지는 뼈에 저장된다.

뼈 속에 있는 칼슘은 혈액 속의 칼슘을 유지하는 마치 칼슘창고와 같은 역할을 한다.

갱년기에 오는 골다공증은 여성호르몬의 부족이 근본원인이지만, 평소 충분한 칼슘섭취와 운동으로 단단한 뼈를 유지하지 못한 것도 원인이 된다.

그래서 갱년기에도 몸무게를 유지해주는 운동과 적당한 칼슘을 섭취하는 것이 골다공증 예방에 중요한 역할을 한다.

여성들이 갱년기를 맞아 여성호르몬 에스트로겐의 분비가 끊어지면 가장 치명적인 증상이 두 가지 나타난다.

하나는 심장이 약해지는 것이다.

멀쩡하던 사람이 갱년기 이후에 심장병에 걸릴 확률은 30%다. 여성호르몬 에스트로겐을 먹어서 유방암에 걸릴 확률이 2.8%로 보고되고 있는데 유방암에 안 걸릴려고 에스트로겐을 안 먹다가 심장병에 걸릴 확률이 30%라는 말이다.

그 다음은 골다공증이다.

갱년기 이후에는 뼈가 급격히 약해지는데, 여성들의 50% 이상이 골다공증으로 고생하고 있다는 사실이 그것을 증명해주고 있다.

특히, 갱년기 이후에 골다공증이 급격히 증가한다는 사실을 잊지 말아야 한다.

참고로, 칼슘은 비타민 D가 있어야 흡수가 된다.

칼슘만 많이 먹는다고 해서 칼슘이 흡수되는 것이 아니다. 체내에 비타민 D가 있어야 먹은 칼슘이 제대로 흡수되게 된다. 만약 비타민 D가 없는 상태에서 칼슘을 많이 먹으면 그건 전부 돌이 된다. 담석증, 신장결석증, 요로결석증 등, 돌로 오는 병이 생기게 된다.

돌이 생겨서 오는 병은 무척 아프다.

산모가 아기 낳는 것과는 비교도 할 수 없는 엄청난 통증이 있다.

통증이 너무 심할 때는 돌이라고 생각해 볼 필요가 있다.

돌로 인한 고통을 받지 않으려면 평소에 햇빛 아래에서 많이 걸어야 한다.

햇빛을 받고 걸으면 몸 안에서 비타민 D가 만들어진다.

비타민 D는 음식으로 흡수되는 것이 아니고 주된 소스가 햇빛이다.

햇빛을 받을 때 몸속에서 저절로 생기게 되어있다.

그래서 운동을 해도 헬스장에서 하는 것보다 더 좋은 것이 학교운동장을 도는 것이다.

맑은 날 마음먹고 등산을 하는 것도 비타민 D 형성에 얼마나 도움이 되는지 모른다.

그 외에 우유도 좋다.

우유에는 비타민 D가 많이 있으므로 칼슘의 섭취에 좋은 식품이다.

참고로, 비타민 D는 우유, 생선기름, 계란 노른자 등에 많이 들어있으며 인체내에서는 자체생산 되지 않는다.

여기서 한 가지 덧붙여야 할 말은,

뼈에는 칼슘이 많이 들어있지만 그렇다고 해서 칼슘이 뼈의 주성분은 아니다.

다른 부위에 비해 뼈에 칼슘이 많이 들어있다는 뜻이지 칼슘만이 성분이라는 말은 아니다.

뼈의 주성분은 단백질이고, 칼슘은 뼈의 1%정도밖에 안 된다.

뼈에는 약 못지않게 음식이 중요하다.

평소에 뼈의 재료가 되는 단백질, 칼슘, 인산 등이 풍부한 우유, 요구르트, 치즈, 멸치, 미역, 김 등을 많이 먹어주는 것이 골다공증의 예방과 치료에 좋다.

언제나 그렇듯이 섭생이 중요하다.

모든 병이 그렇듯이 약물로 치료하는 것을 약물요법, 약물이 아닌 것으로 치료하는 것을 비약물요법이라고 하는데, 약물요법의 치료효과는 5% 미만이고 비약물요법이 95%의 효과가 있다. 모든 약물요법에는 비약물요법이 병행되어져야만 제대로 치료가 된다.

그런데도 많은 사람들은 약물요법밖에 생각하지 못한다.

병나면 약으로 치료해야 하는, 약만 먹어야하는 것으로 생각하는데 사실은 그보다 훨씬 더 중요한 것이 비약물요법이다.

골다공증 역시 마찬가지다.

음식으로 하는 비약물요법이 중요하며 많이 걸어주는 운동요법 역시 중요하다.

걸음을 많이 걸으면 골밀도가 높아진다. 골밀도가 높아진다는 것은 뼈가 딱딱해진다는 말인데,

뼈가 딱딱해지면 잘 부러지지 않는다.

하지만 운동은 젊을 때부터 해야 더 효과적이다.

젊을 때, 20대 이전에 많이 걸으면 골밀도가 높아져서 뼈가 강해진다.

하지만 30대 이후에라도 운동을 해주면 그 이상 더 좋아지지는 않지만 더 나빠지지는 않게 할 수 있다. 그래서 나이가 들어서도 운동을 계속해야 한다.

갱년기를 지난 여성들이 다리가 시리고 차다는 말을 많이 한다.

실은 대부분이 뼈의 문제가 많다. 뼈가 약해지고 뼈 물질이 빠져서 생기는 것이 많다.

많은 환자들이 신경통이나 근육통이라고 생각하고 밟아라, 문질러라, 때리라고 하는 분들이 많은데 사실은 뼈를 튼튼하게 보해주고, 뼈 물질을 보강해주는 치료를 해야 된다.

부인들이 애기를 낳으면 뼈와 피가 빠져나간다. 모체의 뼈가 애기 뼈가 되고, 모체의 피가 애기 피가 된다. 그래서 산모들은 산후에 뼈와 피를 보하는 약과 음식을 많이 먹어주어야 한다. 그 시기를 놓치면 시간이 갈수록 뼈가 약해지고 피가 부족해져서 이런저런 병이 생긴다. 이름 하여 산후풍이다. 산후풍도 결국은 뼈와 피의 병이기에 미리 조치를 해주면 얼마든지 예방할 수 있다.

한의학에서는 신기를 보하는 치료를 한다.
한의학에서 뼈는 신기(腎氣)에 속한다. 그래서 신기가 떨어지면 뼈가 약해진다고 본다.
갱년기 이후에 뼈가 급속히 약해져서 골감소증이 생기고 골다공증이 생기는 것들도 알고 보면 모두 신기의 부족현상이다. 한방에서는 신기를 도와주는 육미지황탕 또는 팔미지황탕 제재를 기본방으로 가감해서 치료한다. 신기는 인체의 근본원기의 하나다.

한의학에서 우리 몸의 원기를 두 가지로 본다. 하나는 선천의 원기인 신기이고, 또 하나는 후천의 원기인 비기이다. 선천의 원기는 태어날 때부터 갖고 있으면서 갱년기가 되면 뚝 끊어지는 것인데 이것이 바로 신기다. 신기는 갱년기 때에 적절히 보를 해주지 않으면 갑자기 허약해진다.
반면에 비기는 음식을 먹고 소화 흡수시키는 힘이다. 이것은 죽을 때까지 지속이 된다. 그래서 신기를 보한다는 것은 원기를 보해서 뼈를 도우는 것인 만큼 갱년기를 지나면 꼭 필요한 일이다. 신기를 보하는 약재는 환약(알약)으로 만들어 장기투여를 하는 것이 원칙이다. 그래서 육미환, 팔미환, 신기환 등의 처방명이 붙어있다. 이런 약재들을 장복하면 신기가 관할하는 영역에 모두 효과가 있다. 한의학에서 신기가 관할하는 영역은 비뇨생식기의 기능, 귀, 머리카락, 뼈 등이다. 갱년기 증상에 신허를 보해주는 약재를 써주면 이런 모든 영역들도 다 좋아지는 시너지효과를 기대할 수 있다. 한방에서 이렇게 근본적인 치료를 하므로 병을 회복시키는 것을 본치라고 한다. 한방에서 골다공증은 본치를 해서 치료하는 요법을 쓴다.

영적인 뼈는 무엇일까. 신앙생활의 든든한 뼈는 진리다. 진리의 말씀이다.

그리스도인은 진리 안에 사는 사람이다. 진리 안에서 살 때에 권능을 얻는 사람이다. 권능을 얻어 증인되는 사람이다. 사도바울이 그랬다. 그는 한번도 권능을 달라고 기도한 적이 없었지만 진리 안에서 살았다. 진리 안에서 살다보니 권능을 받았다. 그래서 증인이 되었다.

진리는 바른 교훈이다. 바른 교훈을 알기 위해 교리를 공부한다. 교리를 배우는 것은 진리의 뼈대를 알기위해서다. 오늘날처럼 이단이 난무한 때가 또 없었다. 오늘날처럼 잘못된 열심이 진리를 흐리게 할 때도 또 없었다. 열심은 있지만 권능이 없는 것은 진리 안에 살지 않기 때문이다. 바른 교리를 몰라서 영적인 뼈대, 골격이 병들어 영적인 골다공증에 빠진 탓이 아닐까 싶다.

그리스도인은 배우고 확신한 일에 거하는 사람이다. 진리를 배우고 골격을 확실히 할 때에 흔들림이 없다. 어떤 풍파나 유혹에도 흔들리거나 넘어지지 않는 것은 탄탄한 진리의 골격이 있기 때문이다.

그래서 교리를 공부해야 한다. 뼈가 그렇듯이 딱딱하고 재미없어도 그럼에도 불구하고 배워야 하는 것은 그것이 뼈대요 골격이기 때문이다. 그렇게 배우고 익히면 나이가 든다고 해서 영적인 골다공증에 걸리지 않는다. 열심이 반드시 있어야겠지만 열심보다 앞서는 것은 진리이다. 진리에 열심 해야 하기 때문이다. 말씀을 읽고 묵상하는 것도, 설교를 듣고 배우는 것도 모두 진리 속에 살기 위함이다.

사람은 그렇다. 영혼이 살아야 육체가 사는 존재다. 영혼이 바로 서야 육체 또한 든든히 서는 존재다.

그리스도인은 진리가 우리를 자유하게 하는 것임을 믿는 사람들이기 때문이다.

8.

탈모

생 활 습 관 병 의 예 방 과 치 료

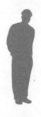

생 활 습 관 병 의   예 방 과   치 료

탈모

탈모란 머리카락이 빠지는 증상이다.

머리카락이 안 빠지는 사람이 어디 있을까만 병적으로 많이 빠질 때는 탈모증이라고 해서 병으로 본다.

탈모의 전구증상으로는, 급격히 느는 비듬, 하루 100개 이상 생기는 탈모, 가늘어지고 부드러워지는 모발, 특히 탄력 없이 잘 끊어지는 모발, 두피나 모발에 과도한 기름기가 흐르는 것 등을 들 수 있다.

탈모의 원인으로 가장 주된 것은 과도한 스트레스다.

스트레스를 받으면 두피의 혈액순환장애가 생겨서 탈모를 촉진한다.

주로 원형이나 타원형 탈모가 많이 생기는데, 스트레스성으로 오는 탈모는 젊은 사람들에게 특히 많이 생긴다.

남성호르몬의 영향도 있다.

탈모가 여성보다는 남성에게 많은 것은 남성호르몬의 영향 때문이기도 하다.

남성호르몬으로 인한 모낭의 위축으로 탈모가 많이 오는데, 한방에서는 신기가 부족한 것으로 본다.

한방고서에 보면 남성의 양기 즉 신기가 부족하면 머리칼이 빠진다고 되어있지만, 최근의 연구에 따르면 머리칼이 빠지는 것과 남성의 양기부족과는 상관이 없는 것으로 보고되고 있으며, 오히려 남성호르몬 테스토

스테론의 분비가 강한 사람, 남성의 정력이 강한 사람이 탈모가 더 많이 된다는 보고도 있다. 이 부분은 상충된 견해가 많아 앞으로 더 연구되어야 하리라 본다.

피지분비의 이상이 원인이기도 하다. 이것은 주로 먹는 음식물과 상관이 있다.

지방질이 많은 음식, 채소보다는 육식을 많이 하는 식습관이 있는 사람에게 탈모가 많다.

두피의 피지분비가 과도하게 됨으로 탈모가 되는데, 피지의 분비가 너무 많으면 지루성 탈모가 진행되기도 한다.

피지의 분비가 너무 많아지는 것은, 환경적인 원인도 있지만 식생활이 원인이기도 하다는 학설도 크게 대두되고 있다.

콩, 두부, 된장, 칡, 야채 등에는 피토에스트로겐이 들어있어서 탈모를 억제하는데, 식생활의 서구화로 패스트푸드와 인스턴트 음식 등 서구형의 음식문화의 유행, 외식의 횟수가 증가하면서 당질이나 채소의 섭취는 감소하고, 단백질과 지방의 섭취가 크게 증가하여 지루성 피부가 되어 탈모의 원인이 되고 있다는 학설이다.

지방질을 많이 먹음으로 피지분비가 많아진다는 것은 너무나 당연한 이야기겠지만 그것보다는 섬유류를 너무 안 먹는 것도 더 큰 원인이 된다. 섬유질을 많이 먹는 습관을 가지면 몸속의 지방, 기름기를 흡착하여 체외로 배설시켜버리는데 섬유질을 먹지 않아서 그럴 기회를 갖지 못하기 때문이다. 오늘날, 현대인들은 몸에 안 좋은 음식을 너무 많이 먹는 것보다도 몸에 좋은 음식을 너무 먹지 않는 것이 더 큰 문제로 대두되고 있다.

그 외에 유전적인 소인도 있다.

부모의 어느 한쪽이 탈모나 대머리인 경우 자식에게 유전되는 유전적인 소인도 있다.

물론 반드시 유전한다는 것은 아니지만 유전적인 성향이 있다는 것도 인정해야 한다는 말이다.

머리칼을 잘 관리하지 못해서 오는 탈모도 많다. 퍼머나 염색약을 많이 사용하면 탈모가 훨씬 빨리 진행되고 촉진된다. 퍼머나 염색을 하지 않을 순 없겠지만 될 수 있는 대로 많이 하지 않도록 하는 것이 안전하다.

탈모는 이론적으로 보면 여성보다는 남성들에게 많기 마련인데
오늘날 임상에서 보면 실제론 여성 환자들이 더 많다.
그 이유로 빼놓을 수 없는 것 중의 하나가 샴푸다.
샴푸의 가장 많은 성분은 계면활성제 즉 비누 성분이다. 천연비누의 경우는 천연계면활성제를 사용하기 때문에 훨씬 피부에 안전하지만, 대부분 화학약품이 들어간 샴프에는 SDS 또는 SLS 성분을 많이 사용한다. 이 성분들은 때를 없애는 데는 매우 효과적이지만 동시에 세포막을 파괴할 수 있다.

머리를 감을 때는 머리에 샴푸 찌꺼기가 남지 않도록 완전히 물로 씻어 줘야 한다. 그래야 두피를 제대로 보호할 수 있다. 그래서 머리를 감을 때는 샴푸를 충분히 거품을 만들어서 머리를 감아야 쉽게 씻어내게 된다. 다시 말해 두피에 가장 안 좋은 영향을 미치는 것은 완전히 없어지지 않고 두피에 남아있는 샴푸 찌꺼기이다.

한방적으로 볼 때는 두부(頭部)의 기체(氣滯)가 많다.
머리에 기운이 체해서 잘 통하지 않아 생기는 기체현상이다.

한방에서는 우리 몸이 기와 혈로 되어있는데 기는 기운이요 혈은 피를 말한다.

기는 언제나 가볍고 힘차게 팽팽 잘 돌아야 건강하고, 피는 맑고 깨끗해야 건강한 법이다.

그런데, 어떤 이유에서인지 기가 무거워져서 잘 돌지 못하고 피가 탁해져서 깨끗해지지 못하면 병이 된다. 기가 무거워져서 잘 돌지 못해 막히는 것을 기체 또는 기색이라 하는데 바로 기가 막혔다는 말이고, 혈이 깨끗하지 못하는 것을 혈탁이라 한다.

두피에 기가 체해서 잘 돌지 못하면 두피의 기순환 장애로 탈모나 대머리가 생긴다고 본다.

또, 머리칼의 뿌리부분 모낭부분의 기가 허해서 생기기도 한다. 이럴 경우는 기허탈모로 진단하는데 모낭을 강하게 쪼여주어야 뿌리가 튼튼해서 탈모가 되지 않는데, 기가 허해지면 느슨하게 잡아주므로 기가 빠져 머리칼이 빠지게 된다. 이름 하여 기허탈모이다. 기허탈모에는 신기가 허해서 오는 경우가 많다. 신기는 선천의 원기인바, 선천의 원기가 허해지면서 폐경이나 갱년기를 넘기면서 대머리나 탈모가 급속히 진행되는 경우가 많다.

한방에서는 또한 이외에도 머리 부분이 더워져서 생긴다고 본다. 담화라고 부르는 것이다.

원래 건강한 사람은 두한족열(頭寒足熱)이다. 즉, 머릿 쪽은 차고 발쪽은 따뜻해야 건강한 상태이다. 머릿 쪽은 물이고 배꼽아래는 불이라고 해서 수승화강(水昇火降)이라고도 한다.

즉, 물은 위로 올라가야 건강하고 불은 아래로 내려가야 건강하다는 뜻이다.

 성질이 급하고 화를 잘 내며 쉽게 긴장하고 불안해하면 머리 부분이 쉽게 더워진다.
 그러면 머리에 열이 쌓이기 때문에 탈모나 대머리가 진행될 수도 있고, 그 뿐 아니라 머리가 더워져서 오는 병, 뇌의 혈관장애로 오는 뇌졸중 등 순환기질환도 오게 된다.
 과도한 스트레스를 받으면 머릿 부분이 더워진다. 머리에 열이 채인다는 말이 바로 그 말이다.

 머리 부분이 더워지는 것을 의학적으로 설명하면, 콩팥 윗부분에 있는 부신의 피질에서 아드레날린 호르몬의 분비가 많아지게 되면 교감신경을 흥분시켜 심장박동이 빨라지고 혈관이 확장되면서 가슴 윗쪽으로 피의 공급이 순식간에 많이 몰리게 된다. 그래서 가슴과 목, 얼굴, 머릿쪽이 더워지면서 땀이 쫙 흐르게 된다. 한방에서는 이것을 심화상충이라고 표현하며 심장의 열이라고 보는 것이다.

 그렇게 되면 머리의 기 순환에 장애가 와서 탈모가 진행되게 된다. 스트레스를 많이 받고 불안 긴장에 휩싸이면 원형탈모를 비롯한 탈모가 급속하게 오는 것도 그 때문이다. 특히 원형탈모는 젊은이들에게도 많이 나타나는데 극심한 스트레스를 받거나 병후에 몸이 갑자기 허약해졌을 때는 원형탈모증이 많이 발생한다.

 확실히 스트레스는 만병의 주범이다.
 머리 부분이 덥게 되면 동시에 배 아랫도리는 차갑게 된다. 그래서 대머리나 탈모환자의 경우는 단순히 머리 부분을 차게 할 뿐 아니라 배 이하,

아랫도리를 모두 따뜻하게 해주는 치료를 같이 해야 한다. 그러지 않으면 머리는 더워져서 병이 생기고 아랫도리는 차가워져서 병이 생긴다. 탈모와 함께 하복부 허랭증도 같이 오게 되는 것이다.

한방에서는 이런 것들을 같이 아울러 치료하여 본치를 한다. 오수유, 건강포, 인삼 등을 써서 아랫도리를 따뜻하게 해줌과 동시에 황금, 황연 등으로 심열을 쳐주므로 상초(상부)의 열을 깎아주는 치료를 한다.

현대인들이 스트레스를 안 받을 순 없지만, 받은 스트레스를 그때그때 풀어내야 한다.
문제는 스트레스의 처리다. 스트레스가 쌓이지 않게 잘 처리해내는 것이 관건이다.
한방에서는 탈모의 치료에 기를 잘 순환시키는 이기지제(기를 순환시키는 약재)를 쓰는 것도 다 그 이유 때문이다.

탈모에 좋은 음식을 알아보면,

1. 다시마
다시마에는 머리카락의 주성분인 카레틴 형성을 돕는 비타민A와, 손상된 머리카락을 재생 시키는 비타민D, 머리의 혈액순환을 돕는 비타민E가 풍부하게 함유되어 있어 건강한 머릿결을 만들어 줄 뿐 아니라 탈모를 예방하는 효능도 있다.

2. 솔잎
솔잎에는 비타민A,C,K , 엽록소, 칼슘, 철분이 많이 함유되어 있어 빈혈이나 탈모에 좋다.

3. 녹차

녹차에는 탈모를 유발하는 호르몬 DHT생성을 억제하여 탈모예방에 좋다.

4. 하수오

하수오는 동의보감에도 나와 있는 좋은 약재이다.

특히 백하수오가 좋은 데, 백하수오는 탈모 뿐 아니라 흰머리를 검게 만들어주는 놀라운 효과도 있다고 기재되어있다. 하수오와 함께 검은콩을 같이 먹으면 탈모에 탁월한 효과를 본다는 보고가 많다.

5. 석류

석류에는 천연 에스트로겐이 많이 들어 있어 머릿칼 성분인 콜라겐 합성에 도움을 주어 탈모에 좋은 것으로 밝혀졌다.

6. 등푸른 생선

고등어 등, 등푸른 생선에는 오메가-3 지방산인 EPA가 풍부하게 들어 있어 혈액순환을 원활하게 해줄 뿐 아니라 탈모에도 좋은 것으로 나타났다.

7. 검은콩

검은콩에는 비타민 B1, B2 등이 많고 플라보노이드가 풍부해서 노화방지와 탈모치료에 좋다. 특히 한의학에서 검은색은 신기를 도우는 효능이 있다고 보는데 신기는 우리 몸의 머리카락, 양기, 정력, 귀, 뼈 등에 모두 관여하는 기운이다. 검은콩은 일반콩보다는 이스플라본이 4~5배나 많이 들어있어 여성호르몬 부족증으로 생기는 증상에도 좋은 치료효과를 보이고 있다.

8. 계란

계란은 각종 영양소가 풍부한 완전식품이며, 계란에 포함되어 있는 비오틴 성분은 건선, 탈모증, 비듬, 지루성 피부염 등에 효과가 있다.

9. 흑임자

흑임자에는 카리틴 함량이 높아 꾸준히 먹으면 머리에 윤기가 흐르고 탈모 예방에 좋다.

10. 흑미

흑미에는 위장이나 간장, 신장을 활성화시켜 노화를 방지해주고 머리카락이 새는 것을 방지하는 효능이 있다.

11. 물

물을 많이 마시면 몸속에 있던 나쁜 노폐물들이 배출되어 몸 안에 찌꺼기를 제거해주어 탈모에 좋다.

탈모치료에는 이렇게 음식과 약물요법을 병행하면서 아울러 운동을 해주는 것도 필요하다.
가만히 앉아서 입으로 먹는 것으로 다 해결하려 하지 말고 몸을 움직여 풀어주어야 훨씬 효과적이다.

한방에서는 양수기어사말(陽受氣於四末)이라고 해서, 우리 몸의 양기는 사말 즉 손발의 사지말단을 통해서 받는다고 본다. 그래서 손발을 많이 움직이는 운동을 해주면 몸의 양기가 잘 받아들여지고 받아들여진 양기가 잘 움직여서 기의 순환을 촉진시켜 기가 체하고 혈이 막히는 것을 막아준다고 해석한다. 팔다리를 많이 움직이는 운동은 뭐든지 도움이 된다.

그래서 탈모치료에도 런닝과 조깅을 많이 권한다.

음식물에 문제가 있는 사람은 식이요법을 해야 한다.
고량진미, 패스트푸드를 지양하고 신선하고 가벼운 야채음식, 알칼리 음식, 기가 가벼운 음식을 많이 먹어야 한다. 탈모치료에는 음식요법이 50%, 스트레스 처리가 50%라고 보아도 된다.

마지막으로 빼놓을 수 없는 것은 영적인 치료다.
쌓이는 스트레스, 생기는 불안을 하나님 앞에 토로해놓고 맡기자.
사람에게는 한두 가지 방법밖에 없지만 하나님에게는 내가 알지 못하는 수천, 수만 가지의 방법이 있다.
수고하고 무거운 짐 진 자들이 예수께 나아가야 되는 것은 그 짐을 내 혼자서 다 감당할 수 없기 때문이다. 그리스도인은 자신의 죄와 무거운 짐을 십자가에 못 박는 사람들이다. 예수와 함께 내가 죽고 또 예수와 함께 새 생명으로 사는 사람들이다.

모든 병이 다 영혼과 상관있듯이 탈모 또한 그러하다. 단순한 육체의 병만은 아니다. 영적인 문제, 정신적인 문제를 잘 처리하고 해결해낼 때 스트레스가 쌓이지 않게 된다. 복잡한 세상을 사는 그리스도인들에게 영적인 휴식, 안식을 취하는 것은 무엇보다 중요한 근본적인 치료법이다.

9.

당뇨

생활습관병의 예방과 치료

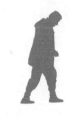

생 활 습 관 병 의   예 방 과   치 료

당뇨

당뇨병은 혈당이 조절되지 않고 높아지는 병이다. 혈당이란 혈관속에 흐르는 피의 당분을 말하는데, 혈당을 조절하는 것은 근육세포이며 근육세포의 자물쇠를 열게하는 열쇠는 인슐린이라는 호르몬이 가지고 있다.

그런데, 아무리 인슐린이 많이 생성된다 해도 이 자물쇠와 열쇠가 제대로 작용을 하지 못하면 혈당은 조절이 되지 않는다. 비만증과 혈중에 있는 기름기가 열쇠와 자물쇠의 역할을 방해하기 때문이다. 따라서 적당하고 규칙적인 운동은 자물쇠가 인슐린에 민감하게 반응하여 혈당을 내릴 수 있도록 한다.

이 정보교환을 가장 심하게 방해하는 것이 바로 스트레스이다.

적극적인 생활태도로 스트레스를 잘 이겨내고, 즐거운 마음, 밝은 마음으로 적당한 양의 호르몬을 분비하게 하는 것이 성인형 당뇨병 치료의 근본원리이다.

반면에 인슐린이 갑자기 과다 분비되어 혈당이 너무 심하게 내려가게 되면 저혈당증이 되고, 이런 자극이 계속되면 결국은 췌장의 랑게르한스섬의 베타세포가 인슐린을 점점 더 효과적으로 분비할 수 없게 되어 최저 필요한 양도 만들지 못해 저혈당증이 되는 것이다.

저혈당증은 백미, 흰 밀가루, 백설탕 등 정백식품의 섭취와 섬유질의 부족, 비타민과 미네랄의 부족이 원인이 된다. 현미, 소맥분, 통밀가루 등은 섬유질이 풍부하여 장에서 당의 흡수를 서서히 되게 하고 혈액에 당분이 과다 흡수되지 않도록 조절하기 때문에 인슐린을 만드는 베타 세포에 부담을 주지 않고 오래 정상 활동을 유지할 수 있게 한다.

적당히 늦어지는 당분의 흡수는 가장 바람직하다.

만성적인 스트레스는 항상 혈당을 높이려고 하기 때문에 인슐린의 과민반응을 일으켜 베타 세포의 장애를 일으킬 위험도가 높다. 당분의 섭취는 근본 에너지원이 되기 때문에 대단히 중요하다. 그러나 당분을 한꺼번에 대량으로 섭취하는 것은 위험하다. 특히, 설탕류나 아이스크림 같은 단당류를 한 번에 많이 섭취하는 것은 당뇨병으로 가는 지름길이다.

당뇨병에는 타입 1과 타입 2가 있다.

타입 1은 소아당뇨병이라고도 하며, 선천적인 것으로 인슐린을 공급하므로 혈당을 조절하는 경우이다.

타입 2는 성인형 당뇨병으로 대개는 음식이나 약으로 조절이 가능하다.

췌장의 베타세포에서는 인슐린 호르몬이 분비되는데 이것은 혈중에 있는 당을 세포 속으로 들어가게 하여 에너지원이 되게 한다.

혈액에 녹아있는 당이 세포속의 미토콘드리아로 들어가서 산소와 합쳐 산화작용을 통해 에너지를 만들어야 하는데, 그러기 위해 우선 세포막을 통과하여 들어가야 한다.

이 과정을 도와주는 것이 인슐린의 작용이다. 당뇨병환자는 인슐린의 분비량이 적으므로 당이 세포막을 뚫고 세포속으로 들어가지 못하게 되어 결국 핏속에 당도가 높아지게 된다.

유전인자에 문제가 있거나 복강내의 지방축적 등이 원인이 되어 인슐린의 작용이 방해받는 것으로 나와 있다. 췌장의 알파세포에서는 글루카곤 호르몬이 분비되는데 이것은 오히려 혈당을 올라가게 하여 인슐린의 역할을 방해하기 때문에 혈중의 당은 이 두 호르몬의 조화로서 이루어진다.

혈당이 높으면 당뇨병이 발생하고, 지방질이 높으면 심혈관병, 뇌졸중, 동맥경화 그리고 암 등의 질병이 생기게 된다. 따라서 당뇨병은 당분 뿐 아니라 지방질을 과량 섭취하면 생길 수 있음을 알아야 한다.

풍부한 섬유질을 같이 복용하면 소장의 첫 부분에서만 흡수되던 당분이 장 전체에서 단계적으로 서서히 흡수되기 때문에 호르몬이 자유롭게 활동할 수 있는 조건을 만들어준다.

섬유질은 체내의 불필요한 영양분을 배설시키기 때문에 비만, 당뇨병을 예방할 수 있다.

스트레스도 당뇨병을 일으킬 수 있다.

스트레스 호르몬인 에피네프린, 코티솔이 인슐린의 역할을 방해하고, 글루카곤을 증가시키며 당분이 세포속으로 들어가는 것을 방해한다.

스트레스를 많이 받는 사람은 칼슘, 마그네슘 같은 미네랄을 충분히 섭취해야 하고 신선한 녹황색 야채를 많이 먹는 것이 좋다. 여기에는 칼슘, 비타민 K, 그리고 섬유질이 많아서 좋다. 감자나 고구마에는 칼륨, 비타민 C등이 풍부하다.

한국인 당뇨환자들에게서 흔히 보이는 특징을 한마디로 요약하자면 상당수가 비만하지 않다는 것이다. 미국이나 유럽의 환자들이 대부분 매우 뚱뚱해진 뒤에 당뇨병이 발생하는 비만형인 것과는 사뭇 대조적이다.

똑같은 가족력인데 세대에 따라 당뇨병의 발병시기가 다 다르다.

그 이유는 바로 환경적인 노출이 다르기 때문이다. 실제 우리나라 당뇨환자들의 외형이 비만과는 거리가 먼다. 실제로 체질량 지수가 대부분 정상범위를 넘지 않았고 정상 이하, 마른 체형에 해당하는 사람들도 상당히 많다.

그런데, 비만도를 과학적으로 측정해본 결과는 의외였다. 키와 몸무게의 비율에서 과체중 이상인 사람은 38%에 불과하지만 복부비만은 92%

로 거의 대부분에 해당했다.

이는 과체중보다 복부비만이 더 위험하다는 뜻이다.

한국인들도 벌써 30년 넘게 음식을 필요이상으로 많이 섭취해왔고 그 동안 자동차 수도 크게 늘어났다. 그러다보니 점점 운동량이 줄면서 복부비만으로 인한 당뇨가 급격히 늘고 있는데 이 경우 치료과정이 다른 사람들보다 어렵다.

당뇨병은 오랜 기간 증상을 느끼지 못한 채 진행되다가 어느 한 순간 합병증으로 불거져 나오는 것이 특징이다. 특히 신부전증의 경우는 신장 기능을 60~70% 이상 상실하기 전까지는 자각 증세가 없기 때문에 병을 발견했을 때는 이미 늦다.

당뇨가 원인인 신부전환자들의 경우 사구체 신염이나 고혈압에서 말기 신부전이 진행된 환자에 비해 예후가 상당히 나쁘다. 왜냐하면 당뇨병으로 인해서 콩팥이 나빠질 정도의 상태면 이미 모든 장기, 즉 눈이나 심장, 뇌혈관 등에 장애가 온 상태이기 때문이다.

한국인 당뇨의 특징인 복부비만을 경계하는 것이 중요하다.

남자들의 경우 허리둘레가 100센티를 넘는다면 당뇨의 위험수치 안에 들었음을 의미한다. 여자들은 90센티만 넘어도 당뇨를 조심해야 한다. 그리고 한때는 복부비만이었지만 다이어트로 뱃살을 뺐다고 안심해서는 안 된다. 췌장의인슐린 기능에 한번 손상이 갔다면 당뇨병에 걸릴 위험은 여전히 높다.

폐경기 여성들은 특히 조심해야 한다.

여성은 폐경기가 되면 갑자기 호르몬의 균형이 깨어지고 복부의 내장지방이 늘어난다. 여지껏 날씬하던 허리가 갑자기 굵어지고 배가 불러지면서 몸매의 균형도 잃게 된다.

이런 변화는 모두 당뇨병을 일으킬 수 있는 조건이 되므로 주의를 기울여야 한다.

스트레스는 건강을 위협하는 비만을 부른다.

스트레스를 많이 받는 사람들은 먹는 것으로 스트레스를 풀게 되니 뚱뚱해질 수밖에 없다.

급성 스트레스를 받으면 입맛을 잃는다. 식욕을 떨어뜨리는 교감신경의 작용으로 인해 소화액 분비나 위장 운동이 약해져서 덜 먹게 된다.

반면에, 만성적인 스트레스는 식욕을 증가시키며 비만의 원인이 된다.

스트레스를 많이 받으면 우리 몸에서 코르티솔이라는 스트레스 호르몬이 분비된다.

코르티솔은 뇌의 시상하부에 작용하여 식욕중추를 자극함으로써 음식 섭취를 증가시킨다.

특히 탄수화물과 달고 짠 음식에 대한 갈망이 폭발한다.

코르티솔 과다분비가 장기간 지속되면 복부비만이 된다.

과도한 코르티솔은 더 많은 칼로리를 지방세포로 밀어 넣어 에너지로 저장하기를 원하며 지방세포의 분해나 산화를 억제하여 지방조직이 늘어난다.

더욱이 우리 몸에서 대사 작용을 활발하게 하는 호르몬을 억제하여 전체적으로 에너지 소비를 감소시키고 대사를 느리게 만들어 비만을 초래한다. 복부의 지방세포는 코르티솔을 받아들이는 수용체가 많아서, 스트레스 호르몬이 많으면 복부비만이 심해진다. 이는 결국 대사증후군으로 이어진다. 대사증후군의 35%가 당뇨로 이어진다는 통계다.

한국에는 서구에서처럼 거한은 거의 없다.

보기엔 날씬한데 문제는 복부비만이다. 뱃살, 군살, 맥주통으로 불리는 복부비만이 대사증후군으로 발전하고 혈당, 혈압이 함께 올라가기 때문이다.

여자는 일생에 네 번의 비만 고비가 찾아온다.

사춘기에 여성스런 몸매가 되면서 피하지방이 발달하는 것이 첫번째 고비, 임신, 출산기가 되면 지방이 붙는 위치가 주로 엉덩이로 옮겨가고, 중년을 지나 폐경기로 접어들면 복부, 내장지방이 불어나기 시작한다.

피하지방은 장기 지방창고로서 잘 빠지지 않는다. 복부, 내장지방은 단기창고로서 찌기도 잘하지만 빠지기도 잘한다. 복부비만은 심각한 질환을 키우는 중요한 원인이 된다.

당뇨병을 예방하기 위해 매일 걷기를 한시간 이상 하자. 걷는 운동, 유산소 운동은 뱃살을 빼는 데 제일 효과적이다.

우리나라는 어디를 가도 집근처에 학교가 있다. 학교운동장을 걷는 것이 최고의 건강법이다. 평지, 학교 운동장을 걷는 것만큼 쉽고도 효과적인 치료법이 또 없을게다.

실험에 의하면 뱃살은 가장 빠지기 쉬운 살이며, 뱃살만을 빼기위해서는 근력운동 보다는 유산소 운동, 즉 오래 걷기만 많이 해도 된다고 나와 있다.

최근 미국 듀크대 의대의 실험결과다.

전에는 반드시 근력운동 즉 무산소운동과 걷기나 달리기 같은 유산소 운동을 함께 해야 한다고 주장해왔지만, 뱃살만 빼기 위해서라면 걷기만 하는 것이 더 효과적이라는 보고다. 뱃살을 빼서 배를 덮고 있는 중성지방만 빠지면 복부근육은 절로 드러나게 되어있어 왕자 무늬의 식스팩은 자연히 생긴다. 그러니 식스팩을 만들기 위해 따로 애를 쓰지 않더라도 유산소 운동을 열심히 해서 복부의 내장지방만 제거하면 근육은 드러나게 되어있다는 말이다.

하지만 다른 부위의 근육을 키우기 위해서는 당연 무산소운동, 즉 근력운동을 겸해주어야 한다. 여기서 말하는 주안점은 한국인의 당뇨의 특징, 복부비만의 해소이다.

그러기 위해 하루 한 시간씩 열심히 빠른 걸음으로 걷는 것을 가장 강력하게 추천한다.

뿐 아니라 음식조심도 당연 해주어야 한다. 당뇨에는 무엇보다 적게 먹어야 한다. 아무리 달지 않은 음식이라도 많이 먹으면 당뇨를 유발할 수 있기 때문이다. 탄수화물, 지방, 단백질은 모두 최종산물로 포도당이 되기 때문에 많이 먹으면 핏속의 당분이 단연 높아지게 되어있다.

한방에서 당뇨는 소갈증이라 한다.

몸속의 물이 자꾸 마르는 병, 물이 마르고 진액이 말라서 고갈되는 병을 당뇨라 한다.

당뇨에는 3다 증상이 있다. 물을 많이 마시고 밥을 많이 먹고 소변을 많이 보는 세 가지 증상이 당뇨의 주증상이다.

한방에서는 당뇨의 주증상이 발현되는 부위에 따라 상중하소의 세 가지로 구분한다.

상소는 입이 자꾸 말라 물을 많이 마시는 것이고, 중소는 아무리 먹어도 배가 고파 밥을 많이 먹는 것이며, 하소는 아무리 오줌을 누어도 자꾸 마려워 화장실을 자주 다니는 증상이다. 증상에 따라 쓰는 약이 다르며 인삼이나 오가피, 오미자, 갈근같은 진액을 많이 나오게 하는 약물위주로 처방한다. 민간방으로는 솔입이나 대두 같은 콩 종류도 당뇨환자들에게 좋다.

당뇨관리를 위한 식이요법의 특징은 일단 먹지 말아야 할 음식이 없고, 또 아주 배고픈 식사도 아니라는 것이다. 다만 우리나라 사람들의 주식이 밥이기 때문에 밥의 양을 늘린다는 것은 혈당을 올리는 것이나 마찬가지라는 점을 기억해야 한다.

　탄수화물이 주성분인 쌀은 빠른 시간 안에 혈당을 올리기 때문에 밥의 양을 제한해야 한다는 점에서 환자들이 제일 힘들어한다. 남자의 경우는 술을 자제해야 하기 때문에 힘들어하고 여자의 경우는 간식 섭취를 절제해야 하기 때문에 힘들어 한다.

　당뇨환자들은 밥의 양을 줄여야 한다.

　그리고 식단에는 푸른 채소가 많아지고 잡곡밥을 주로 먹는 것이 좋다.

　삼겹살이나 닭고기 같은 것은 피하는 것이 좋다.

　무엇보다 중요한 것은 밥을 먹는 속도다.

　식단과 밥을 먹는 속도의 변화는 곧 혈당의 수치로 나타난다.

　식단을 바꾸고 밥을 천천히 먹으면 약을 안 먹어도 될 정도로 혈당이 떨어진다.

　실험에 의하면, 전에는 5분, 10분 만에 밥을 먹어치운 사람들이 20~30분 정도 걸려서 밥을 먹게 되고,

　그것도 국을 먼저 먹고 밥을 먹으며 반찬도 이것저것 많이 집어먹는 것이 당뇨의 관리에 훨씬 효과적임이 나타났다.

당뇨환자가 밥을 먹는 순서는,

국물을 우선으로 한다. 국과 야채를 밥보다 먼저 먹음으로써 포만감이 들게 하기 위해서다.

　식습관의 변화만으로도 혈당을 상당히 떨어뜨릴 수 있었다는 통계가 있다.

　1주일간의 식사조절로 혈당이 상당히 조절됐으며 합병증의 초기 단계를 나타내는 단백뇨의 현상도 거의 정상으로까지 개선되었다.

　처음 1주일의 고비만 극복한다면 그 다음부터는 수월하게 적용할 수 있다.

　뿐만 아니라 그 결과 찾아온 변화에 대한 만족감과 자신감으로 식이요법은 어려운 일이 아닌 평범한 일상으로 자리 잡을 수 있게 된다.

당뇨환자는 3백식품인 쌀, 설탕, 밀가루 대신에 고단백을 섭취하고 포만감이 들도록 채소위주로 섭취하며 허기질 때마다 하루 식사량을 여러 번으로 나누어 섭취하는 것이 필요하다.

당뇨환자는 하루 3리터 이상의 물을 마실 정도로 심한 갈증을 많이 겪는데 그 이유는 혈당이 높아져 170이상이 되면 소변으로 포도당이 빠져 나가는데 그 때 물을 같이 끌고 나가게 되므로 소변의 양이 많아져 혈액 내 수분이 모자라기 때문이다.

그것을 탈수라고 하는데 그렇게 되면 갈증을 인식하는 뇌의 중추에서 물을 많이 요구하여 갈증을 느끼게 된다.

흔히 당뇨환자들은 물을 많이 마시면 당뇨가 더 심해진다는 속설 때문에 목이 말라도 억지로 참는 경우가 많다. 그건 잘못된 것이다. 물은 언제든지 충분히 마셔야 된다. 목이 마른 이유가 혈당이 높아져 소변을 통해서 물이 많이 빠져나가는 것이므로 그럴 때는 일단 물을 많이 마셔 혈당을 낮추어 주는 것이 좋다. 혈당이 낮아지면 오히려 물을 먹으라고 해도 싫어하는 상태가 된다. 그리고 마시는 물의 양이 증가하는 만큼 소변의 양도 증가하는데 당뇨환자의 하루 소변량은 2리터 이상이다. 증세에 따라서는 5리터~10리터까지 증가한다. 소변량이 늘고 거품이 많으면 당뇨를 의심해야 한다.

극히 일부에서는 신성 당뇨라고 해서 당뇨병의 종류는 아니지만 혈당은 정상인데도 소변에 당이 많이 나오는 경우가 있고, 며칠 동안 굶다가 폭식을 하거나 수술을 받거나 임신 후반기 등 심한 스트레스를 받았을 때 혈당도 올라가면서 당이 나오기도 하는데 그런 경우는 대개 일시적인 당뇨라고 할 수 있다.

가장 정확하게 혈당을 알 수 있는 방법은 혈액으로 당을 측정하는 것이다. 공복혈당이 126 이상이면 당뇨로 진단한다.

그러나 혈당이 낮아도 내당능 장애는 당뇨로 발전할 수 있기 때문에 안심할 수 없다. 많은 경우에는 5년 내 내당능 장애의 50%가, 적어도 20~30%에서 당뇨로 악화된다.

그만큼 내당능 장애가 중요한데 아무런 증상이 없기 때문에 검사를 받기 전까지는 모르는 경우가 대부분이다.

영적으로 당뇨는 아무리 먹어도 갈증이 심하고 그치지 않는 진액 부족병이다.

요한복음 4장에서 예수님이 우물가에서 만난 여인에게 말씀하셨듯이

아무리 물을 마셔도 목이 마른 사람, 영적인 목마름이 해소되지 않는 사람이 영적인 당뇨병이 아닐까 싶다.

예수님을 인격적으로 만나면 그 배에서 생수의 강이 흘러나오는데, 그래서 목마름이 없어지는데 말이다. 말씀에 따른 생활을 하면 갈증이 생기지 않겠지만, 말씀따로 생활 따로면 항상 영적인 갈증, 갈급함에 시달릴 수밖에 없다. 사람은 믿는대로 살지 않으면 사는대로 믿게된다고 한다. 사는대로 믿으면 언제나 영적인 갈급함, 타는 목마름에서 벗어날 수 없다.

육적인 당뇨병이 만병의 원인이듯, 영적인 당뇨병 역시 그렇다. 아니 어쩌면 영적인 당뇨병은 육적인 당뇨병과는 비교도 안되는 훨씬 더 무서운 질환인지 모른다. 그럼에도 불구하고 현저한 합병증이 생기기까지는 모르고 있는 사람들이 많다.

그리스도인은 진리대로 사는 사람들이다. 믿는대로 사는 사람들이다.

그런 생활습관을 가지므로 영적, 육적인 당뇨병을 막아내는 지혜를 얻게 되었으면 하는 바람이다.

10.

어린이 비만

생활습관병의 예방과 치료

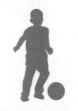

생 활 습 관 병 의   예 방 과   치 료

어린이 비만

비만의 정체는 지방세포의 축적에 있다. 지방세포는 암세포처럼 무한정 증식할 수 있는 속성을 지니고 있어서 무섭다. 지방세포의 축적은 각종 생활습관병의 원흉인 비만을 유발한다.

어린이 비만은 성인의 비만과 차이가 있다. 어린이 비만은 지방세포의 숫자가 증가해서 생긴다. 그러나 성인비만은 지방세포의 크기가 증가해서 생긴다. 성인비만과 어린이비만은 비슷하게 보이지만 실은 다르다. 원인도 다르고 예후도 다르다.

한번 생긴 지방세포는 저절로 없어지지는 않는다.
지방세포의 크기는 다이어트를 열심히 할 경우 줄어들지만 개수는 요지부동이다.
한방에서는 습담으로 본다. 습이란 물이요 담이란 기름기 즉 체지방을 말하는데, 습과 담이 세포사이에 끼여서 세포가 커지는 것이 비만이다. 어린이 비만은 세포의 개체수가 증가한데다 그 세포의 크기 또한 커지기 때문에 문제가 되고, 그 커지는 세포가 끝없이 커질 수도 있기 때문에 더욱더 문제가 심각한 것이다.

어린이 비만이 성인 비만보다 더 위험하고 무서운 이유가 바로 이것이다.
어릴 때 비만하면 아무리 살을 뺐어도 나이가 들면 조금만 많이 먹어도 쉽게 살이 찐다.

지방세포는 잉여 영양분을 지방의 형태로 자신의 세포 크기보다 3~5배까지 축적할 수 있다. 어린이 비만의 80%가 성인비만으로 연결되는 것은 당연한 결과이다. 그래서 어린이 비만은 성인 비만과 다르게 다뤄야 하며, 성인비만보다 더 중요하게 다루어야 한다. 그럼에도 불구하고 많은 사람들이 예사로 그냥 넘어가는 수가 많다.

특히 어린이 때에는 성장기이다. 아이들의 성장은 1차 성장기와 2차 성장기로 나누어지는데 1차 성장기때는 키가 크고, 2차 성장기 때에는 성징이 발달하는 때이다. 1차 성장기 때에는 키가 크는 신장기와 살이 찌는 충실기가 반복된다. 신장-충실-신장-충실의 사이클을 반복하면서 키가 컸다가 살이 쪘다가, 살이 빠지면서 또 키가 크곤 한다.

그런데, 어린이 비만에 빠지면 충실은 되는데 신장이 잘 안 된다. 그래서 커야 할 키가 못크고 옆으로만 벌어지기 때문에 키 작고 뚱뚱한 몸매가 되기 쉽다. 그렇게 되면 열등감이 생겨서 정신적으로 불건강하게 되고 건강한 성장, 발육을 못하게 된다. 그런 의미에서 어린이 비만은 한 사람의 일생을 좌우할 만큼 중요한 문제라고 하는 점을 강조해둔다.

지방세포의 수는 생후 1년부터 사춘기까지 증가한다. 따라서 인체의 성장이 끝나는 사춘기 무렵까지 지방세포의 숫자가 늘어나지 않도록 조심해야 한다.

어린이 비만은 성인병의 원인이 되기도 한다. 성인병이란 당뇨와 고혈압, 고지혈증, 뇌졸중과 심장병, 동맥경화 등 중년이후의 성인에게 주로 생기는 만성질환이다. 성인병의 70%가 생활습관의 잘못으로 오는 병이라 생활습관병이라 통칭하기도 한다.

실제 우리나라에서급증하고 있는 성인병도 뿌리는 어린이 비만에서 시작한다.

어린이들에게만 오는 소아당뇨병도 있다. 인슐린의 분비자체가 안 되는 병으로 당뇨1형이라고 부르기도 한다. 요즘처럼 햄버거나 콜라 등 패스트푸드나 인스턴트 음식, 청량음료를 많이 마시는 어린이들은 소아 당뇨에 걸리기 쉽다.

심지어 이런 음식을 좋아하는 어린이들 중에는 어린이임에도 불구하고 성인 당뇨, 즉 당뇨2형을 앓고 있기도 하는 아이들이 적지 않다. 많이 먹고 마시기 때문에 요즘 아이들의 체격은 분명 좋아졌지만 체력은 형편없이 떨어져 있다. 비만이 원인이다. 체구가 크다고 힘이 좋거나 체력이 좋은 것은 아니고 오히려 그 반대다. 한의학적으로 설명하면 몸집이 크면 기는 허하고, 습담만 많아진다고 푼다. 기란 원기를 말하는데, 기는 근육이 좋아야 강해지는 것이지 몸집이 크다고 기가 강해지는 것이 아니기 때문이다.

요즘 학교에서 조사해보면 어린이들의 15%가 비만이고, 16~17%가 고지혈증, 2~3%가 지방간으로 드러나고 있다. 초등, 중등학생들 모두 일반적인 현상이다. 이런 템포로 가면 성인이 되면 각종 성인병에 이환 될 확률이 매우 높다.

어린이 비만도 성인 비만과 이유는 같다. 많이 먹고 적게 움직이는 생활습관 때문이다.

다만 많이 먹고 적게 움직이는 배경이 성인과 다르다. 많이 먹는 경우를 보면, 성인은 잦은 회식으로 인한 음주와 육류섭취 등이 원인이지만, 어린이는 패스트푸드, 아이스크림. 치킨 등 인스턴트식품과 단당류의 과잉투여, 그리고 동물성지방질의 지나친 섭취 등이 주범이다.

요즘 어린이들은 햄버거, 피자, 핫도그등과 콜라 등 청량음료를 끊임없이 먹는다. 언제나 그렇듯 독버섯은 아름다운 법이다. 지금 당장 입에 달고 맛이 좋아 많이 먹게 되는 음식들이 실제로 몸 안에선 독이 되는 것들이 너무 많다. 어릴 때 생활습관을 바르게 들이지 못하면 그 습관이 평생 간다. 평생 나쁜 습관 때문에 무서운 병에 걸릴 가능성이 아주 높다. 그래서 어린이 비만의 치료는 대단히 중요하다.

 패스트푸드가 대부분 기름에 튀기거나 기름진 재료를 사용하며, 콜라 한 캔의 경우 25g의 당분이 들어있어 단맛이 나는 등 어린이들의 입맛에 딱 맞도록 만들어진다. 맛이 있으니까 자주 찾게 된다. 그러다 보니 무심코 한두 번 먹던 패스트푸드에 길들여지고 이로 인해 자제력이 약한 아이들은 한평생 패스트푸드를 탐하게 된다.

 실험에 의하면, 4주 동안 콜라를 먹인 쥐는 물을 먹인 쥐보다 10k이상 몸무게가 늘어나 있었다. 복강 내 지방량도 차이를 보였다. 내장지방이 4g정도 늘어나 있었다.

어린이들 간식의 칼로리 함량을 보면,
콜라: 100칼로리 /캔
초콜릿: 100칼로리 /20그램
초콜릿 아이스크림: 300칼로리 /개
초코파이: 150칼로리 /개
도넛: 280칼로리 /개
후라이드 치킨: 370칼로리 /조각
감자칩: 445칼로리 /봉지
라면: 500칼로리 /개
햄버거: 600칼로리 /개

슈프림 과자: 680칼로리 /조각

알기쉽게 설명하면,

밥 한공기 300칼로리는 초콜릿 아이스크림과 같은 열량이며, 이것의 절반이 초코파이 하나고, 밥 한공기의 두배가 햄버거이며, 라면은 500칼로리, 밥 300칼로리에 계란 100칼로리를 더하면 900칼로리, 이것의 절반이 감자칩 한 봉지라는 말이 된다.

비만의 원인을 보통 과식하기 때문이라고 하지만,
내분비 이상, 스트레스, 운동부족, 대사장애 등도 중요한 원인이 된다.

우선 먹는 음식물에는 '타는 영양소'와 '태우는 영양소'가 있다.
탄수화물, 지방, 단백질 등 메이저 3팩터는 타는 영양소이고, 비타민과 무기질 즉 미네랄 등 마이너 팩터는 태우는 영양소이다.

최신의 연구에 의하면, 많이 먹기 때문이 아니라, 타는 영양소 즉 체내에서 연소되어 칼로리를 발생시키는 영양소는 지나치게 섭취되는 반면에, 태우는 영양소 즉 연소작용을 돕는 영양소가 부족하기 때문이라고 한다.

다시 말하자면,
영양대사에 필요한 비타민, 미네랄 등 미량영양소가 부족한 영양결핍의 식사가 원인이라는 말이다.
즉 많이 먹기 보다는 잘 태워버리지 못한 때문이라는 것이다. 우리가 먹은 음식물이 완전 연소되면 남는 칼로리가 지방으로 변환되어 살이 찌는 일은 없을 것이다.

그렇다면 먹는 대로 태워버리면 되겠는데 그 방법은 무엇인가.

태우는 영양소를 충분히 공급하여 남아돌아가는 칼로리가 지방으로 변환되지 못하게 하면 된다. 그러기 위해서 비타민류와 미네랄류 그리고 아미노산이 필요하다. 이미 위에서 언급한 미량원소들이 이에 해당한다.

이런 영양소들은 식사 뿐 아니라 대사장애, 내분비이상, 스트레스 등에도 좋은 영향을 미칠 수 있다. 결국 비타민이나 미네랄은 먹은 음식이 체내에서 긴요하게 쓰이게 하고, 에너지로 변환되며 찌끼가 남지 않게 하며, 노폐물을 순조롭게 배설되게 하는 역할을 하는 것이다.

그런데, 이런 것들이 부족하기 때문에 살이 찌거나 병이 생긴다는 것이다.
균형잡힌 식생활, 영양의 밸런스, 이런 것들이야말로 비만해소와 질병치료의 관건들이다.
그래서 어른이든 어린이든 비만은 영양실조라고 하는 말이 그 말이다.
영양실조란 태우는 영양소의 부족을 뜻한다. 극미량만 있어도 충분한 비타민과 미네랄이 부족해서 생기는 병이란 뜻이다.

덜 움직이는 것도 문제다.
아이들은 성인들이 자동차나 엘리베이터, 리모컨 등의 사용으로 적게 움직이는 것과는 달리 주로 TV나 컴퓨터 게임에 빠져 잘 움직이려 하지 않는다.
보고에 의하면, 아이들이 섭취하는 열량의 20%는 TV나 컴퓨터 때문에 생긴다고 한다. 그런 것들을 보다 보면 뇌가 미처 포만감을 느끼지 못해 은연중에 필요이상으로 많은 양을 섭취하도록 유도하기 때문이다.

중고등학생이 되면 TV나 컴퓨터 뿐 아니라 입시준비로 거의 하루 종일 책상에 앉아 있어야 한다. 자연히 운동부족이 되어 다식소동하게 되는 것이다.

어린이도 어른과 마찬가지로 적게 먹고 많이 움직이는 생활습관을 가져야 한다.

과잉 섭취한 하루 평균 500칼로리의 열량을 운동으로 소모하기 위해서는 어른의 경우 만보, 어린이는 1만5천보를 걸어야 한다. 보통 일상생활에서 성인은 3천보를 걷고, 어린이는 5천보를 걷는다.

그러니 따로 걷는 시간을 내어 추가로 걸어야 하는 양은 성인 7천보, 어린이는 1만보가 된다. 만보씩 걸으면서 TV시청이나 컴퓨터를 줄이도록 하는 것이 좋다.

패스트푸드는 아무리 원해도 사주지 않아야 한다. 무심코 먹는 라면도 통제해야 한다.

라면 한 그릇의 열량이 500칼로리나 되는데 라면에 밥을 말아먹으면 300칼로리가 추가되고 거기에 또 계란까지 넣는다면 100칼로리가 추가되므로 900칼로리가 된다.

900칼로리는 손빨래를 5시간 이상해야 소모 가능한 열량이다. 어린이 비만의 경우는 운동보다는 먹는 것을 통제하는 것이 더 중요하다는 뜻이다. 어린이 비만도 부모가 합심해 매달릴 경우 얼마든지 극복할 수 있다.

자녀에게 청량음료 대신 우유를 자주 마시게 하는 습관을 키우는 것도 가장 손쉽게 건강을 얻을 수 있는 방법이다. 우유는 학업 등 스트레스에 시달리는 뇌를 달래주는데 우유속에 함유된 풍부한 칼슘과 트립토판 등 아미노산이 중추신경을 이완하는 작용을 하기 때문이다.

또한 우유는 뼈를 튼튼하게 해준다. 한국인의 뼈는 매우 약한 편에 속한다. 이유는 칼슘이 부족하기 때문이다. 한국인의 하루 평균 칼슘섭취량은 500mg 정도이다. 이것은 골다공증 예방과 치료를 위한 권장량 1,200mg에 훨씬 못 미치는 수준이다. 뼛속의 칼슘이 빠져나가 푸석푸석해지는 골다공증이 생기면 사소한 충격에도 쉽게 부러진다.

특히 칼슘은 성장기 어린이들의 키를 자라게 하는 데에도 결정적인 역할을 한다. 칼슘을 가장 손쉽게 섭취할 수 있는 방법이 바로 우유이다. 칼슘이 많이 함유된 식품으로는 멸치도 있고 시금치도 있다. 하지만 우유가 흡수면에서 가장 유리하기 때문이다. 우유 한잔에는 대략 200mg 정도의 칼슘이 들어있다. 한국인의 경우 하루 두 잔만 마셔도 칼슘 결핍증에서 벗어날 수 있다는 뜻이다. 다만 시판중인 고칼슘 우유는 주의할 필요가 있다.

칼슘은 보통 우유처럼 다른 무기질인 인과 1:1의 비율로 섞어야 흡수가 가장 잘 된다. 칼슘만 따로 보강한 고칼슘 우유의 경우 오히려 체내 칼슘 흡수를 방해할 수 있기 때문이다. 물론 우유는 지방이 대량 함유되어 있어서 뚱뚱한 어린이가 너무 많이 마실 경우 비만이 악화될 우려가 있다. 따라서 비만 어린이는 보통 우유 대신 저지방 우유를 마시는 것이 바람직하다.

어린이 비만의 해결책은 소박한 혀와 튼튼한 다리를 갖도록 부모가 가르치는 데 있다. 편식하지 않고 무엇이든 잘 먹을 수 있게, 적어도 한 가지 이상의 운동을 일상적으로 즐겨 할 수 있게 가르쳐야 한다. 어릴 때 형성된 입맛은 평생 지속되는 경우가 많다. 어린이들의 혀는 일단 영양보다는 맛있는 것부터 찾게 된다. 맛있는 것이란 기름진 것과 단 것이다.

기름진 음식은 열량이 많아 비만을 초래한다는 점에서, 단 음식은 혈당을 빨리 올려 췌장에 부담을 준다는 점에서 건강에 해롭다.

자녀들이 무엇이든 골고루 잘 먹을 수 있도록 소박한 혀를 강조해서 가르쳐야 한다.

요즘 아이들이 잃어버린 맛이 있다. 우리 혀는 원래 단, 신, 짠, 쓴맛의 네 가지를 느끼도록 되어있다.

그런데 아이들이 패스트푸드의 달작지근한 맛(우마미)에 길들여지다 보니 우리 고유의 맛들을 다 잃어버렸다. 지금 아이들은 마늘맛, 당근맛, 양파맛, 고추맛, 연근맛 같은 정말 좋은 맛들을 모른다. 잃어버렸다고 보아야 한다. 아이들의 비만을 치료하기 위해서는 우마미에서 벗어나 우리고유의 맛으로 회복되어지는 것이 무엇보다 긴요한 일이다.

운동도 중요하다. 축구든 수영이든 좋아하는 운동이 한 종목은 있도록 가르쳐야 한다.

특히 다리 등 하체운동이 중요하다.

허벅지 근육이 잘 발달할수록 음식을 통해 들어온 잉여 칼로리를 효과적으로 태워 없앨 수 있기 때문이다. 자녀들의 허벅지가 운동을 통해 얼마나 튼튼해지는지 관심을 가져야 한다.

영적으로 볼 때,

비만은 탐심과 통한다. 탐심이 강해서 절제가 안 되면 비만이 된다.

육적인 비만 뿐 아니라 영적인 비만도 그때 생긴다.

성령의 열매 중 제일 마지막에 오는 것이 절제이다.

스스로 알아서 통제할 줄 아는 것, 셀프콘트롤이 절제이다.

내 것만 챙기고, 내 눈에 좋은 것만 취하려 하다간 영적인 비만에 빠진다. 육적으로 비만이 동화만 하고 이화는 하지 않으려 하는 대사장애 이듯, 영적으로도 마찬가지이다. 나누고 함께 하고 베풀 줄 아는 연습, 그런 훈련을 하면

영적으로도 탐심으로 가득찬 비만에 빠지지 않을 것이라는 생각이 든다. 어린아이 때부터 가르치면 어른이 되어서도 잃지 않을 것이다.

영적인 생활을 하는 것도 알고 보면 습관이다. 사람은 행동이 계속되면 습관이 되고 습관이 계속되면 인격이 되며, 인격이 쌓이면 운명이 된다고 하는 말이 생각난다.

11.

상열하한증

생 활 습 관 병 의 예 방 과 치 료

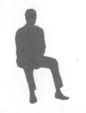

생 활 습 관 병 의   예 방 과   치 료

상열하한증

우리 몸은 원래 가슴 윗쪽은 서늘해야 한다.

차가운 물이다. 가슴과 머리엔 물이 많아서 항상 서늘해야 한다. 그게 정상이다.

수승화강(水昇火降), 즉 물은 올라가고 불은 내려가는 원칙이다. 그래야 건강하다.

이마나 볼에 조금이라도 열이 있으면 열났다고 야단을 한다.

반면에 배꼽 아래로는 늘 따뜻해야한다. 남녀노소를 막론하고 아랫배는 항상 따뜻한 게 정상이다. 아랫배가 따뜻하면 손발도 따뜻해진다. 아랫배가 차가우면 손발도 차가와지는 것은 물론이다.

그래서 우스개로 이런 말을 한다.

여름에 암만 더워도 팬티는 입고 겨울엔 암만 추워도 얼굴은 내어놓는 이유는 얼굴은 차가워야 되고, 아랫도리는 따뜻해야 되기 때문이다. 수승화강해야 하기 때문이다.

문제는 그게 거꾸로 되는 때다.

가슴 윗쪽이 더워지고 배꼽아래가 차와지게 될 때다. 그건 병이다.

윗쪽의 물이 마르게 되면 아랫쪽의 불이 위로 치솟는다.

마치 마른 장작에 불이 붙듯이 물기가 없는 윗쪽으로 불이 타오르는 게다.

그러면 가슴 윗쪽이 더워지면서 갑갑해지고 얼굴이 달아오른다.

반면에 아랫배는 차가워지고 손발도 차갑게 된다.

한방에선 상열하한증,

또는 물과 불이 바뀌었다고 해서 수화상반증(水火相反證)이라고도 한다.

현대 의학적으로 설명하면, 우리의 뇌에 있는 자율신경계는 교감신경계와 부교감신경계로 되어있는데, 교감신경계는 흥분, 긴장, 불안을 촉진시키는 신경계이고, 부교감신경계는 이완, 안정, 해이를 촉진시키는 신경계이다. 교감신경계가 우위에 있으면 불안하고 흥분, 긴장하게 되어 부신피질에서 스트레스 호르몬인 아드레날린, 노르에피네프린 등의 방출을 촉진하게 된다. 그러면 심장의 박동이 빨라지고 혈관이 확장되면서 심장에서 피를 많이 급히 뿜어내게 되어 얼굴 등에 혈액이 몰림으로 말미암아 얼굴이 벌겋게 되고 더워지면서 땀이 바짝바짝 나게 되는 것이다. 아울러 불안과 긴장, 두근거림, 두려움 등의 신경증상도 같이 오게 되며 밤에는 잠을 잘못자거나 악몽을 많이 꾸는 정신증상도 함께 올 수 있다.

한마디로 모두 교감신경 흥분증상이다. 이것을 한방에서는 화라고 하고, 화가 위로 상충했다고 해서 심화상충이라고 부른다. 화가 쌓여서 풀어지지 못하면 울화라고 하는데 울화가 되면 울화병이 되고 울화통이 터진다. 그것은 정신신경장애로 나타나는데 공격성을 띤 분열증이나 노이로제, 우울증, 강박증 등으로 이환될 수 있다.

우리 몸은 부교감신경우위가 되면 안정화되는데 현대인들이 스트레스를 많이 받고 긴장을 많이 하므로 교감신경우위증상에 많이 노출되기 때문이다.

사람은 보이는 대로 보고, 들리는 대로 듣는 존재가 아니다. 보고 싶은 대로 보고, 듣고 싶은 대로 듣는다. 말하고 싶은 대로 말하고, 생각하고 싶은 대로 생각한다. 그러다보니 스트레스도 많이 받는다. 똑같은 상황이라 하더라도 긍정적으로 생각하고 말하는 훈련을 하고 습관을 가지면 훨씬 덜 받을 수 있는데, 부정적, 비판적, 비관적으로 생각하고 말하고 행동하는 습관을 가지면 본인이 느끼게 되는 스트레스가 훨씬 심하다. 결국 이런 증상들은 우리몸의 기를 체하고 막히게 한다.

한의학에서 건강은, 기가 잘 통하고 피가 깨끗해야 하는 것으로 본다. 어떤 이유에서건 기가 막히거나 체해서 잘 통하지 않게 되면 기가 막혀서 병이 생긴다. 이렇게 되면 교감신경이 흥분, 긴장하여 불안하게 되어서 상부쪽으로 열이 차오르는 상열증상이 생긴다. 상열증상이 생기면 아랫도리는 반대로 차가와지는데 하한증상이 병발하는 것이다.

아랫도리는 남녀노소를 막론하고 항상 따뜻해야 건강한 것인데, 아랫도리가 냉해지면 비뇨생식기 장애까지 덩달아 오게 된다. 남자의 아랫도리가 차가와지면 양기가 떨어지고 성욕이 없어진다. 한방에서 성욕은 불인데 불이 식어버리면 아예 잠자리할 생각조차 없어지게 된다. 뿐 아니라 전립선질환도 잘 생겨서 소변장애가 생기며 전립선으로 인한 성기능장애까지 생기게 된다. 특히 남성갱년기인 50대 후반을 거치면서 이런 신허증상이 많이 나타난다. 남자는 신허가 되면 아랫도리가 약해지고 차가와진다.

여성은 아랫도리가 냉하면 몸이 냉해져서 생기는 병이 많다. 소변장애는 물론 성기능장애로 불감증이 오기도 한다. 특히 아랫도리가 차가우면 냉이나 대하도 많이 나오는 자궁내막의 염증도 생길 수 있고, 자궁과 그 부속기관의 혹도 많이 발생할 수 있다. 몸이 차가워지면 소위 저체온증이 생기는데 저체온증이 생기면 산소의 부족으로 혐기성 조직인 암이 살기에 좋은 환경이 된다. 저체온증에 걸리면 수족냉증도 발생하게 된다.

부인들의 갱년기에 상열하한증이 두드러지게 나타나기도 한다.

갑자기 얼굴이 화끈거리면서 가슴 윗쪽으로 열이 오르면서 땀이 난다.
그와 동시에 가슴이 두근두근해지고 불안해진다.
소위 핫플래쉬 라고 하는 갱년기장애 증상도 모두 상열하한증에 속한다.

호르몬 장애나 스트레스, 과도한 신경을 썼거나 또는 원기부족등이 원인이 되어 생긴다.
이것 때문에 혈압이 오른다든지, 안구건조증으로 눈알이 바짝바짝 마른다든지, 또는 입안이 건조해지거나 귀에서 소리가 나는 이명증이 발생하기도 한다. 뿐 아니라 불안신경증, 불면증, 고혈압, 강박증,우울증, 공황장애, 두통..등의 상부열증이 생길 수도 있다.
특히 불면증은 생각보다 많은데,
밤을 하얗게 새는 불면증이 아니라 하더라도 잠들기 어려운 난면증, 그리고 잠을 자주 깨는 천면증 등이 의외로 많다. 중년이후의 성인들 중 수면제를 먹지않고 잠을 잘 수 있는 사람이 별로 많지 않다는 사실은 우리를 놀라게 한다. 세상이 복잡하고 살기 힘들다보니 자연히 나타나는 증상인지 모른다.

한방에서는 전부 윗쪽의 물이 말라서 아랫쪽의 불이 차올라서 생기는 증상, 상열하한증상이라고 해석한다. 사람에 따라서는 상열증상이 심한 사람도 있고, 하한증상이 심한 사람도 있다. 물론 고루 나타나기도 한다.
이럴 땐 당연히 물을 부어주어야 한다.
가슴 윗쪽으로 물을 보해주어서 불을 꺼주어야 한다. 그래야만 불이 식어서 가슴 윗쪽이 진정이 된다. 그러면 가슴이 답답한 증상도, 불면이나 난면, 천면증상도, 머리가 무겁고, 귀가 웅웅거리는 이명이나 노이로제 신경증 등의 증상도 모두 치료가 된다.

특히, 갱년기 여성들의 상열하한증을 말할 때에 성기능에 대해서 말하지 않을 수 없다.

무릇 여자는 꽃이다. 꽃은 물을 주어야 활짝 피는 것처럼, 여성 역시 성기능이 활발하고 건강해야 얼굴이 활짝 피고 생기가 난다. 성기능이 약하고 부족한 사람은 얼굴이나 머리에 허열이 많이 떠서 머리가 맑지 못하고 얼굴이 피어나지 못하며 항상 근심과 걱정, 염려에 짓눌려 살기 쉽다.

불면증이나 우울증, 화병 같은 것들도 스트레스가 원인이라고 단순히 말할 수 없는 것은 성적인 문제와도 많은 부분 연결되어 있기 때문이다. 남편과의 성적인 관계가 정상적이고 원활하면 그 모든 증상은 다 사라진다. 이런 의미에서 물을 부어야 불이 꺼지고 물을 부어야 꽃이 활짝 핀다고 하는 말이 맞다.

하한 증상, 아랫도리가 차가운 증상이 생기면 남녀 모두 소변에 문제가 있게 된다.

남자의 경우는 전립선 장애가 대표적이다. 꼭 방광에 문제가 없더라도 전립선에 문제가 있어서 소변장애가 되는 경우가 많다. 전립선이 부어있든지, 염증이 있든지, 아니면 혹이 있든지 해서 전립선이 커져있는 경우다.

전립선장애가 있으면 급작스럽게 소변을 보고 싶은데 화장실에 가면 오줌은 안 나오고 한참 있어야 조금 찔끔찔끔 나오고 마는,
그래도 여전히 아랫도리는 묵직하게 잔뇨감이 남아있어 불쾌하게 된다.

하룻밤에도 몇 번씩 화장실을 들락거리려다 보면 잠을 잘 수가 없다.
뿐만 아니라 전립선이 안 좋으면 양기도 떨어진다. 전립선이 좋으면 남자의 양기가 좋아서 방사도 잘하게 되지만, 전립선이 부어있거나 해서 질

병이 있으면 방사도 잘 안되고, 발기도 잘 안되며 자신감을 잃게 되어 무력해진다. 그래서 전립선은 남자의 바로미터라고 하는 말이 나온 것이다. 한방에서는 아랫도리가 냉해져서 생기는 병으로 본다.

아랫도리가 냉해지면 불이 식어져서 양기가 떨어지고 고개숙인 남성이 되는 것이다.

여성도 마찬가지다.

전립선은 없지만, 대신에 방광장애가 많다. 방광에서 오줌이 시원하게 배출되지 않고 조금씩 조금씩 찔찔 눈다든지, 아니면 웃거나 기침만 해도 오줌이 찔끔거리는 등 소변장애 증상들이 많다. 이런 건 모두 아랫도리가 냉해져서 생기는 병인데 이쯤 되면 성욕도 떨어져서 불감증에 이르기도 한다.

흔히 여성들 불감증을 정신신경적으로만 해석하려는 경향이 많은데 실제론 그렇지 않다.

방광이나 질에 기질적인 병변으로 불감증에 빠지는 부인들이 생각 외로 많다.

한방에서는 모두 아랫도리가 냉하고 허해져서 생기는 병으로 본다.

이렇듯 상열하한증은 만병의 원인이다.

제때 적절한 치료를 받지 않으면 온몸에 걸쳐 이상증상을 일으킬 수 있는 무서운 병이다.

한방에서는 이런 걸 화(火)라고 한다. 불은 위로 치솟는 작용(炎上)이 있다.

그래서 화가 많은 사람들은 가슴윗쪽이 항상 갑갑하고 답답하다. 옛 부터 우리 선조들은 이런 증상을 화(火) 또는 심장화라고 간단히 일컬어왔다.

사람이 살아가면 화가 안 생길 순 없겠지만, 그때그때 건강하게 화를 풀어버리지 못하면 쌓이게 된다. 화가 쌓이는 것을 울화(鬱火)라고 하는데,

울화가 생기면 만병의 원인이 된다.

흔하지는 않지만 젊은이들에게도 온다.

청소년기의 아이들에겐 신경성으로 오는 경우가 많다. 더구나 청소년기에 이런 증으로 앓는 환자들에게는 발육과 성장에 장애가 오기도 하고, 신경이 예민해져서 불안감이나 공포감, 두려움 때문에 공부를 하기가 어렵게 되기도 한다. 뿐만 아니라 손바닥 발바닥에 땀이 많이 나는 수족장심 다한증 때문에 애를 먹기도 한다.

그대로 두면 어떤 위험에 처하게 된다.

중년기에 많이 발생하는 경우는 자칫 심혈관계 질환으로 이어져서 중풍, 고혈압을 유발할 수도 있다. 뿐만 아니라 신경증으로 연결되어서 불안증, 불면증이 생겨서 극심한 인격장애, 성격장애를 초래하기도 한다.

그래서 처음에 증상이 생기면 바로 치료에 들어가는 게 좋다.

아울러 마음을 편히 하고, 긴장하지 않는 훈련을 하는 것은 기본이다.

한방적인 치료법은,

죽여를 주재로 한 가미죽여탕 등과 같이 몸에 수분을 보해주는 약재를 투여한다.

죽여나 원육 등은 우리 몸의 화를 다스려주고 심신을 안정시켜주는 좋은 약재다.

필요에 따라 환약으로 만들어 장복하기도 한다.

항간에서는 이럴 때 무조건 여성호르몬제를 투여해야 한다고 알고 있는데, 물론 그렇게 하면 금방 효과는 보지만 유방암을 일으킬 수 있는 위험도 있는 것이 사실이다.

그래서 한방에서는 그런 위험이 전혀 없는 생약제재로 치료를 한다.

상열하한증, 화병에 두루 좋은 음식을 알아보면,

1. 생강

생강은 따뜻한 성질을 가지고 있으면서, 답답한 속을 가라앉혀주고, 몸의 혈액순환을 돕기 때문에 스트레스를 풀어주는 효능이 있다. 그러나 생으로 먹으면 맵고 위장장애가 올 수 있으니 꿀과 섞어서 차로 만들어 먹으면 좋다.

2. 대추

생강과 마찬가지로 열을 내는 성질을 가지고 있어서 정신을 안정시켜주고, 마음을 편안하게 해주는 효능이 있다. 한방에서는 화병에 감초와 대추, 보리쌀만을 달여서 투여하는 처방도 있다. 뿐만 아니라 대추는 불면증으로 고생을 하고 계시는 분들에게도 아주 좋은 약재가 된다.

3. 알로에

알로에는 찬 성질을 가지고 있어서 열을 식혀준다.

열이 너무 많거나 열낼 일이 너무 많은 사람들에게 열을 가라앉혀주는 약이다. 그리고 위의 소화기능을 도와주기 때문에 평소에 소화불량이거나 변비인 사람들에게도 좋다.

4. 녹두

녹두는 화가 났을 때나 감정이 격해져서 흥분상태가 되었을 때 심신을 안정시켜주는 효능이 있다. 뿐만 아니라 스트레스를 많이 받았을 때 신경을 진정시켜주는 데에도 좋다.

5. 인삼

인삼은 생강 대추와 더불어서 몸을 따뜻하게 만들어 줄 뿐 아니라 우리 몸의 진액을 고루 잘 나오게 해주는 영약이다. 상열하한이 되거나 화병이 많은 사람은 대개 오래 가고 몸이 허약해지는데 이때는 몸을 보하는 인삼을 필히 써주어야 효과를 본다. 인삼은 다른 약재들과 함께 쓸 때도 효험이 많아서 많이 사용되는 약재다.

아울러 **율무, 수수, 감자, 콩, 호두, 깨, 시금치, 양배추, 오이, 현미, 포도** 등이 화병에 좋은 음식들이다.

영적인 치료도 해야 한다.
사람은 영적인 존재이기 때문에 이럴 때 우리는 영적으로도 치료를 해야 한다.
"성내지 말라, 염려, 걱정, 근심하지 말라, 불안해하지 말라."
이 모든 말씀은 한마디로 말한다면 화(火)를 없애라는 말이다.
성내고 싶고, 근심 걱정이 많이 생기고, 불안해질 때 우린 어떻게 그 불(火)을 다스리는지 이제는 안다.

화를 없애기 전에 먼저 우리는 평강을 얻는 법을 배워야 한다. 긍정적으로 생각하는 마음, 남을 이해하는 마음, 용서하는 마음, 그리고 불쌍히 여기는 마음이다. 이런 마음들을 훈련하고 익히면 우리네 마음속에 평강이 점점 크게 자리잡게 된다.

하루에도 열 두번 부정적인 생각, 근심, 걱정이 많이 몰려올 때 그럴 때마다 말씀으로 쳐서 선포하는 훈련을 한다. 자신을 쳐서 굴복시킨다. 자신을 시험하는 악한 영들을 쳐서 굴복시킨다. 미워하지 않겠다는 소극적인 마음대신에 사랑하는 적극적인 마음을, 용서하겠다는 소극적인 마음보다는 은혜를 베풀어서 밥 한 끼 사주겠다는 적극적인 마음을 갖도록 훈련한다.

그리스도인은 정원에 가득한 잡초를 베어버리는 수준이 아니라 잡초 대신에 아름다운 꽃으로 가득 화원을 장식하는 사람들이기 때문이다. 그러면 웬만한 불안이나 긴장, 짜증이나 두려움이 몰려와도 하나님의 주시는 평강으로 이겨낼 수가 있다.

물론 상열하한증은 호르몬 분비장애로 생기는 경우가 많지만, 호르몬의 분비가 어떠하다 하더라도 우리의 영혼이 안정을 얻고 누리고 평강을 회복하면 그 모든 조절은 훨씬 쉬워진다.

사람은 생각하고 싶은대로 생각하고 말하고 싶은대로 말한다. 보고 싶은대로 보며, 듣고 싶은대로 듣는다. 그렇다면 될 수 있으면 긍정적으로 생각하고, 이해하는 방향으로 들으며

넓은 마음으로 품어주는 훈련을 하자. 그런 생활습관을 가지면 영,육간 엄청난 도움이 되기 때문이다.

12.

발육과 성장

생활습관병의 예방과 치료

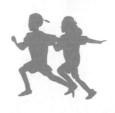

생 활 습 관 병 의   예 방 과   치 료

발육과 성장

　신경계나 면역계와 더불어 내분비계는 인체의 성장과 발육에 주요한 역할을 한다.

　임신 10~20주 사이에 태아는 약 1.32m/년의 속도로 매우 빠른 성장을 하며 출생이 가까워질수록 성장속도는 다소 줄어든다. 우리 몸의 성장속도는 영아기에 가장 빠르다가 사춘기가 될 때까지는 점점 느려지는데, 사춘기가 되면 다시 급격한 성장을 하며 동시에 2차 성징이 나타난다. 이때 사춘기 성장호르몬의 분비는 낮보다는 밤에 더욱 많이 분비된다.

　아이들의 발육은 두 단계로 걸쳐 이루어진다.

　하나는 1차 성장기이고, 또 하나는 2차 성장기이다.

1차 성장기는 키가 크는 때이다.

　아이들의 키는 충실기와 신장기를 교대로 하며 자라는데, 충실기에는 살만 찌고, 신장기에는 그 살이 쏘옥 빠지면서 키가 큰다.

　충실 – 신장 – 충실 – 신장을 교대로 하면서 발육한다. 그래서 어느 날 보면 살이 통통하게 쪘다가 또 어느 날 보면 살이 쏘옥 빠지고 키가 쑥 자란 것을 느끼게 된다.

　이때 충분히 성장, 발육이 되지 못하면 옆으로만 벌어지는 비만이 된다.

　즉, 충실이 신장으로 이어져야 하는데, 신장이 되지 못하고 충실만 계속되면 키는 안 크고 살만 찌는 것이다.

키는 유전인가 아니면 환경의 영향이 더 큰가에 대한 여러 논란이 있지만, 여러 보고에 의하면 유전보다는 생활습관과 생활환경에 의한 요인이 더 중요하다는 결론이 나온다.

키는 태어나면서 50㎝정도이고 많이 자라는 시기인 영유아기를 지나, 소아기에는 거의 일정한 속도로 자라다가 사춘기에 급성장한다. 사춘기가 너무 빠르면(여아 8세, 남아 9세) 성장이 빨리 멈추게 되어 결과적으로 어른이 되어 키가 작게 된다.

키를 크게 하기 위해서는 성장호르몬을 많이 분비하게 하는 생활습관이 중요하다.

성장호르몬은 깊은 수면중에 가장 많이 분비되고 3시간 간격의 파동성으로 방출된다.

성장호르몬은 운동 직후에도 증가된다. 따라서 운동이야말로 키를 크게 하는데 중요하다. 아이들이 키를 크게 하려면 운동하는 습관을 길러야 한다.

스트레칭을 하면 성장판을 자극하여 키 크는데 도움이 된다.

달리기나 빨리 걷기도 도움이 되지만, 아이들의 경우는 줄넘기가 특히 효과가 빠르다. 줄넘기를 매일 하는데 한번에 2천개 정도씩 하면 좋다. 키가 클 뿐 아니라 비만아의 경우 비만해소에도, 복부비만에도 치료의 효과가 크기 때문이다. 어릴 때부터 줄넘기하는 생활습관을 길러놓으면 성인이 되어서도 계속 하게 되는데 줄넘기를 계속하는 사람들은 키가 커질 뿐 아니라 다른 여타 병에도 잘 걸리지 않게 면역력이 강화되는 것을 임상에서 많이 확인했다.

학업 외에도 아이들에게는 TV와 컴퓨터 사용을 각각 하루 1~2시간으로 제한하는 습관을 갖도록 한다. 영양섭취를 잘해야 뼈에 가는 영양분이 제대로 도달한다. 모든 필수 영양소의 섭취를 확실히 하기 위해 5대 기초 영양소가 균형잡힌 식사를 하는 습관을 기른다.

몸에 좋은 음식을 많이 먹여야 한다.

간식은 우유, 신선한 과일, 당근, 요구르트 등이다. 단백질, 칼슘, 아연, 비타민은 매우 중요한 성분이다. 버섯을 많이 먹으면 성장과 면역기능 증가에 많은 도움이 된다.

한방에서는 성장탕이라고 하는 약재가 있는데, 성장기에 성장판이 열려 있을 때 적절히 먹어주면 큰 도움이 된다. 신기를 도와주고 비기를 도와주어서 밥 잘 먹게 하고 키를 잘 크게 하는 약이다. 신기는 뼈를 관할하는 기운인데 키가 크기 위해서는 당연히 뼈가 잘 자라야 하므로 신기를 도우는 약, 육미지황탕 제재를 기본으로 써주는 것이 필요하다.

키는 유전이라기보다는 환경과 영양에 더 영향을 받는 만큼 좋은 생활습관, 생활환경을 만드는 것이 무엇보다 중요하다.

정서적으로 너무 스트레스를 받으면 키 크는데도 해롭다.

사회적인 격리, 아동학대, 부모와의 이별 등의 스트레스가 있을 때 성장호르몬 및 부신피질 자극호르몬의 분비가 억제됨으로써 결과적으로 키에는 역작용을 하게 된다. 따라서 밝고 유쾌한 정신을 가지는 것이 필요하다. 한방에서는 기가 가볍게 하라는 말을 쓴다. 기는 우리 몸의 기운인데 기가 가볍게 팽팽 잘 돌아야 스트레스가 쌓이지 않고 잘 풀리기 때문이다.

특히 식사시간에 너무 심각하거나 어려운 이야기를 피하고 밝고 가벼운 대화를 하며 명랑한 분위기, 기가 가벼운 분위기를 유지하는 것이 아이들의 성장에도 좋음은 두말할 필요가 없다.

2차 성장기는 성징(性徵)이 발달하는 시기이다. 성징은 남성의 남성성, 남성다움, 여성의 여성성, 여성다움을 말하는 징후이다. 성호르몬의 분비가 왕성해지면서 남자는 남성다워지고 여자는 여성다워진다. 이때는 키 크는 것은 중지된다.

여성의 경우, 생리가 나오면 키는 더 이상 안 큰다고 되어있다.

여성들의 키 크는 시간은 남자들보다 짧다. 그래서 대부분의 여성들의 키가 남성들 보다 작다.

한의학 고전인 황제내경을 보면, 여아들의 경우 14세에 천계(天癸) 이르러 생리가 터진다고 되어있다.

하지만 요새는 여아들의 초경이 훨씬 빨라졌다. 여러가지 이유가 있겠지만 음식물의 섭취도 큰 이유가 된다고 본다. 환경호르몬이나 여러 첨가물이 들어간 음식물도 초경이 당겨지는 것에 영향을 미칠 것이란 생각이 든다. 다시 말하자면 생리가 터지면서도 아직 1차 성장기인 여아들이 있다는 것이다.

1차 성장기, 즉 아직 성장판이 열려있는 동안에 생리가 터져 2차 성장이 같이 오는 경우가 옛날보다 훨씬 많아졌다.

그래서 이제는 생리가 터지면 키는 더 안 큰다는 말은 잘못된 말로 여겨진다.

1차 성장기와 2차 성장기가 동시에 일어나는 경우인데, 이런 여아들이 생각보다 많다.

성장에는 정신적인 성장도 있다.

육체적으로는 이미 1차 성장을 넘어 2차 성장에 들어갔지만, 아직 정신적으로는 1차 성장을 벗어나지 못한 아이들이 간혹 있다. 아이들 뿐만이 아니다. 어른들도 마찬가지다. 분명 몸은 어른이지만 아직 정신적으로는 어린아이를 벗어나지 못한 사람들이 생각보다 많다.

어릴 때 상처를 많이 받았거나 이런저런 외적인 이유로 성장이 저해되는 경우이다.

심리학에서는 '내속의 울고있는 아이'라고 해서 크라잉 차일드라고 부른다.

이럴 때는 상처를 치유해주고 회복시켜주는 치료를 해야 한다. 그러지 않으면 평생을 간다. 평생을 아이처럼, 아직 어린아이처럼 살아간다.

제일 좋은 치료법이 가해자가 용서를 구하는 것이다. 아이들의 경우 부모가 가해자일 경우가 제일 많다. 부모가 자식을 사랑하지만, 사랑하는 방법이 미숙해서 자식들에게 오히려 상처를 주는 일이 많다. 어릴 때 부모에게 상처를 많이 받은 아이들은 자라면서 몸은 비록 커지지만 마음은 아직 아이인, 정신적으론 더 이상 성장이 안 되는 어린아이에 머물러있는 것이다. 생각하는 것, 행동하는 것, 느끼는 것 모두가 어린아이의 수준을 넘어서지 못하는 정신적인 발육이 더디어지는 경우이다.

이럴 땐 가해자인 부모가 먼저 용서를 구하고 사과를 하는 것이 제일 좋은 치료법이다.

부모와의 관계가 회복되면 아이의 정신발육이 다시 일어나게 된다. 한 단계 업그레이드된 상태에서 발달할 수 있는 것이다.

성장에 도움이 되는 식품들을 알아보면,

1. 명태

명태, 명태를 얼린 동태, 또 명태를 말려서 만드는 북어 등은 단백질이 풍부하고 지방이 적어 성장기의 아이들에게 매우 유용한 생선이다. 맛이 담백하고 깔끔해 아이들이 먹기에도 좋다. 필수아미노산, 무기질도 다량 함유하고 있다.

2. 호두

호두, 밤, 잣은 견과류로 영양이 풍부해 겨울 동안 추위에 시달려 약해진 체력을 회복하는 데 도움이 된다. 호두는 견과류 중 특히 영양가가 높은 고칼로리 식품(100g 당 630kcal)이라서 하루에 호두 세 알만 먹으면 그 날 필요한 양이 충족된다고 할 만큼 지방질이 많다. 이 지방질은 콜레스테롤 수치를 낮추는 필수지방산과 불포화지방산이며 트립토판과 아미노산이 풍부한 것이 특징이다. 뿐 아니라 호두는 아이들의 머리도 좋아지게 하는 음식으로 유명하다.

3. 미역

미역에는 요오드가 100mg나 들어 있는데 이것은 갑상선 호르몬인 티록신을 만드는 데 필요한 구성성분이다. 티록신은 심장과 혈관의 활동, 체온과 땀의 조절, 신진대사를 증진시키는 작용을 하여 신진대사가 왕성한 사람에게는 더욱더 요오드가 필요하다. 또한 미역은 혈액을 맑게 해주는 청혈제이며, 칼슘량도 많아서 골격과 치아 형성에 아주 좋다.

4. 시금치

시금치는 대표적인 녹황색 채소로 카로틴과 비타민C가 풍부하고, 비타민 B1, B2, B6와 엽산 그리고 철분, 칼슘, 요오드 등도 많이 들어 있다. 또 푸른 잎에는 카로틴이 많은데 특히 칼슘과 철분이 풍부해 성장기 어린이 발육과 영양에 더 없이 좋은 식품이다. 특히 시금치에 들어 있는 칼슘은 지방의 체내 흡수를 감소시켜 고혈압 예방에 좋다.

5. 당근

당근은 뿌리를 먹는 채소로 비타민 A의 보고이다. 비타민 A는 시력을 보호하는 영양소. 많이 먹으면 야맹증 예방, 발육 촉진, 피부 보호, 항암

효과까지 볼 수 있다. 흔히 채소는 날것으로 먹어야 한다고 생각하는데, 비타민 A의 모체인 카로틴은 물에 안 녹는 지용성 비타민이어서 기름으로 가열 조리하는 것이 좋다.

이상과 같은 음식을 많이 먹는 것이 성장기 아이들의 성장발육에 도움이 된다.

뿐 아니라 몇 가지 식생활 원칙도 세우는 것이 좋다. 다양한 식품을 골고루 먹고, 하루 세 끼 식사를 거르지 않으며, 무슨 음식이든 천천히 잘 씹어서 먹고, 단백질을 충분히 섭취하고 우유를 매일 마시는 습관을 키운다. 그리고 잊지 말아야 할 것은 **당분이나 지방이 많이 든 간식, 인스턴트 식품, 패스트푸드 등은 가능한 먹지 않도록 하는 것**이다.

생활원칙에 따라 행동하면 습관이 되고 습관이 계속되면 인격이 되고 운명이 되며 인생이 바뀌게 된다. 어릴 적 길러놓은 생활습관이 일생의 건강을 좌우한다고 볼 때 습관의 중요성은 아무리 강조해도 결코 지나치지 않을 것이다.

영적으로도 마찬가지다.

키가 크는 것을 성장이라고 한다면, 내면으로 자라는 것을 성숙이라고 한다. 처음에는 아이들처럼 성장만 하지만, 점점 키가 자라면서 성숙을 하게 된다. 내면적인 무르익음과 외적인 키 크기가 함께 나타나는 것이 정상이다.

믿음이 무르익는다는 것은 성령충만을 말하는데, 성령충만에는 두 가지 종류가 있다.

내적인 충만과 외적인 충만이 그것이다. 내적인 성령충만이 되면 말씀의 내면화가 일어난다. 인격이 달라지고 회복되며 무르익어가게 된다.

예수 그리스도의 성품을 닮아가며, 예수 그리스도의 사역에 동참하고 예수 그리스도와 연합한 삶을 살게 된다. 이것이 성령의 내적인 충만이다.

성령의 외적인 충만은 권능이다. 권세와 능력, 즉 은사를 말한다. 권세와 능력 그리고 은사는 하나님이 일방적으로 부어주시는 외적인 성령충만함이다. 하나님이 주셔야만 받는, 주시지 않으면 내가 결코 취할 수 없는 것이 바로 외적인 충만이다.

그리스도인은 성령의 내적충만과 함께 외적충만도 겸비해야 하는 사람이다. 내적충만으로 인격이 회복되고, 외적충만으로 능력을 받아 전도하는 사람들이다.

내적충만인 사람은 외적인 충만을 얻어야 능력을 받고, 외적 충만으로 능력과 권세, 은사가 있는 사람은 내적 충만을 받아야 견고히 설 수 있다. 만약, 내적 충만이 없는 외적충만함 뿐이라면 교만과 독선에 빠지게 되고 그 결과가 얼마나 비참해지는지 우린 너무나 많이 봐왔다.

성경에도 있다. 영적 성인이 되어 딱딱한 것을 먹어야 하는 때가 되었음에도 불구하고 여전히 어린아이처럼 죽이나 먹고 딱딱한 음식은 먹지 못하는 자가 되지 말라고 경고하는 말씀이 있다. 신앙생활 오래했다고 어른이 되는 것은 아니다. 자아가 깨져져야 하고 성숙해져야 한다. 그러지 않으면 여전히 어린아이시절을 벗어나지 못한다.

사람은 그런 존재다. 육적인 발육이 중요하듯 영적인 발육 역시 중요하다. 육적인 발육이 한쪽에만 치우치면 안 되듯, 영적인 발육 역시 그러하다. 영,육간 온전한 발육과 성장을 하는 습관, 그런 생활습관을 도모하는 훈련을 하는 것이 진정한 건강생활이 아닐까 싶다.

13.

장하의 꽃자리

생활습관병의 예방과 치료

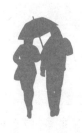

생 활 습 관 병 의   예 방 과   치 료

장하의 꽃자리

한의학에서는 1년을 다섯 계절로 나눈다.

춘하추동으로만 보지 않고 춘하와 추동 사이에 장하(長夏)라고 하는 계절을 하나 더 넣는다.

봄의 기운은 생(生)이요, 여름의 기운은 장(長)이고, 가을의 기운은 수(收), 겨울의 기운은 장(藏)인데, 여름과 가을 사이의 장하라는 계절의 기운은 화(化)가 된다.

한의학에서는 계절에 따라 장기의 활성도가 다르다고 보고 있다.

이것을 한의학적인 용어로 왕성(旺盛)하다는 의미(意味)에서 왕(旺)이라고 표현한다.

그렇게 따지면, 계절(季節)에 따라서 기후(氣候)의 변화(變化)가 생기므로 그 기후의 따뜻하고 시원하고 덥고 추움에 따르는 생리 작용의 변화가 있다는 것은 당연한 일이다. 어떤 인체 기관이 그 변화에 가장 민감한지 알아야 할 필요가 있다.

봄에는 "간(肝)이 왕성한 때(肝旺之節)", 또는 "나무가 왕성한 때(木旺之節)"라고 부른다.

봄에는 정신병(精神病) 특히 그 중에서도 조울증이 많이 발생한다. 신경계통(神經系通)의 병(病)은 간(肝)에 속(屬)한다. 간(肝)의 활동이 특히 왕성할 소질을 가진 사람이 그 위에다 더 간(肝)의 활동을 많이 요구하니까 부담(負擔)이 과중(過重)해서 간(肝)의 흥분(興奮)의 정도가 지나쳐서 드디어 정신적인 질환이 심하게 될 수 있다.

그래서 조울증이나 우울증, 신경쇠약, 신경성 소화불량이나 불면증 등은 봄에 많이 발생하고 더 심해진다. 다시 말해서 봄을 잘 넘기면 이런 증상들은 훨씬 치료도 잘 되고 경과도 좋을 수 있다는 말이다.

우리몸의 병에는 계절적인 시의성이 있다고 한의학에서는 본다.

여름에는 양(陽)의 활동이 극히 왕성(旺盛)하여 기온이 가장 높고 모든 생물의 성장이 전성기에 있어서 사람의 심장(心臟)도 가장 활동이 왕성한 때다. 그래서 이 계절은 "심(心)이 왕성한 때 심왕지절(心旺之節)" 또는 "불이 왕성한 때 화왕지절(火旺之節)"라고 불린다.

여름에는 심장질환이 많이 발생하고 특히 심근경색이나 협심증같은 심혈관질환에 많이 노출되는 시기이기도 하다.

아울러, 심장은 한의학에서 볼 때 열, 불의 장기이다.

심장뿐 아니라 열성(熱性) 체질(體質)의 사람은 여름에 발병(發病)하거나 악화(惡化)되는 일이 많다. 폐결핵 등의 폐질환 이때 흔히 발병(發病)되고 각혈을 가장 많이 하기도 한다. 폐의 병자체가 열로 오는 병이기 때문이다.

장하의 계절은 소위 장마철이다. 비가 많이 와서 습해지는 시기인데 이때는 비(脾)가 왕성(旺盛)해지는 때이다. 한방에서 비기능은 소화기의 기능이다. 음식을 소화흡수시키는 기능을 말하는데, 장하의 계절 즉 장마철에는 소화기의 장애가 많이 생긴다. 배탈이 많이 나거나 위장병이 많이 생기는 것, 위장부위의 병이 더욱 심해지는 것 등은 모두 비기가 습해지기 때문이다. 따라서 장하의 계절에는 비위의 암이나 염증, 궤양등이 더 심해질 수 있으니 각별한 조심해야 한다.

한방에서는 위장을 비위라고 하는데, 비위에 습해지면 위장의 염증, 궤양, 암이 많이 생긴다. 그래서 장하의 계절에는 비위를 습하지 않게 해주는 요법을 많이 쓴다.

비위에 습을 쌓이지 않게 해주는 음식을 보면,

1. 양배추
위장의 점막을 보호해준다.

2. 부추
배를 따뜻하게 해주어서 위장에 풍한습이 체이는 것을 막아준다.

3. 귤껍질
한방에서 진피라고 하는 약재인데, 귤껍질은 오래 말려서 정향성분이 다 날아가야 약으로 쓸 수 있다.

헤스페리딘이라는 성분이 위액의 분비를 촉진시켜 주고 우리 몸의 기순환을 도와주는 최고의 약재로 쓴다.

그 외에 위장에 **상복하면 좋은 차 종류로는** 민들레차, 인삼차, 대추차, **노루궁뎅이버섯차** 등이 있다.

특히 흰 살 생선은 비타민 B1 이 많고 위장점막을 보호해주고 살을 돋아나게 하는 효능이 있어 역류성 위염이나 식도염, 위십이지 궤양 등으로 위장의 점막이 붓거나 헐어있는 사람들에게 많이 먹도록 권하는 식품이다. 특히 장하의 계절, 장마철이 되면 위장이 습담이 채여 이런 병증이 악화되기 쉬운데 이런 음식들을 상복하면 좋은 효과가 있다.

장하의 계절에는 습이 외부로 관절마디마디에 쌓이기도 한다.

그래서 관절이 붓고 아파지는 일이 많다.

습한 때에는 당연히 차와지기도 하는 법이니 몸이 차게 노출되지 않도록 보온에 조심해야 한다. 장마철이 되면 관절염이나 신경통이 심해지는 것도 다 풍한습이 관절마디마디에 쌓이기 때문이다.

한방에서 관절염은 풍한습이 원인이 되어 생기는 병이라고 보는 것도 이 때문이다. 한의학적인 측면으로 볼 때 풍이 원인이 되는 관절염은 여기저기 옮겨다니며 아픈 것이 특징이고, 한이 원인이 되는 관절염은 통증이 심한 것이 특징이며, 습이 원인이 되는 관절염은 붓는 것이 특징이다. 특히 장하의 계절에 관절염이 많이 생기는데 이때는 풍한습의 세가지 기운이 서로 합해서 생기는 경우가 많다. 한곳이 아니라 여러 곳을 옮겨 다니며 통증도 심하고 붓기도 잘하는 모든 관절염은 장하의 계절인 장마철에 더욱 심해진다.

한방에서는 계지, 위령선, 마황 등이 들어가는 영선제통음이나 소경활혈탕 등의 약재로 치료한다.

관절염에 좋은 음식과 약재 10가지를 소개해본다.

1. 홍화씨

홍화씨는 한방에서 사혈과 어혈을 없애는 파혈제로 깨끗한 새 피를 만들어 주는 생혈제로 으뜸가는 재료이다. 특히 뼈가 다쳤을 때 뼈를 빠르고 튼튼하게 회복시켜주는데 놀라운 효능을 보인다.

이는 홍화씨 속에 함유된 백금성분이 골절부위에서 양,음전기를 활발하게 만들어 뼈가 빨리 회복 할 수 있도록 돕는 작용이 신속히 이루어지기 때문이 아닐까 생각된다.

2. 우슬

우슬은 흔히 볼 수 있는 약초로 소의 무릎을 닮았다고 '우슬'이라 하며 인체의 간이나 신경으로 들어가서 골격, 근육, 인대를 강하게 만들어서 관절염을 예방 및 치료하는데 도움을 준다.

또한 혈액순환에 좋다는 사코닌이 31% 함유되어 있어 우슬 뿌리나 줄기를 끓여 차로 달여 마시면 허리나 무릎의 시큰거리는 통증을 다스리고 동맥과 뼈의 무기력함을 다스린다. 우슬 뿌리를 술에 넣어 밀봉한 후 서늘한 곳에서 6개월 이상 숙성시켜 만든 우슬주는 혈액순환을 좋게하며 관절통, 냉증, 손발 저림에 효과적이다.

3. 두충

두충은 일명 '목면피'라 합니다. 혈압을 낮추는 배당체 성분인 피노레지놀디글리코시드가 들어있으며, 잎에는 고무질과 클로로겐산 성분이 있다. 맛은 맵고 달며 성질은 따뜻하다.

간경과 신경에 작용하여 간과 신을 보하며 힘줄과 뼈를 튼튼하게 하는데, 특히 허리나 무릎등의 조직을 튼튼하게 한다. 한방에서 허리가 아프거나 다리가 아플 때, 무릎이 아플 때 쓰는 필수약이다.

4. 토마토

토마토는 라이코펜이라는 성분이 많이 들어있는데

이 성분이 강한 항산화제 역할을 하기 때문에 류마티스 관절염에 좋다.

라이코펜 성분은 류마티스성 염증 뿐 아니라 암 예방과 노화로 오는 모든 생활습관병을 예방해준다는 연구결과가 많이 보고되었는데, 약간 익힌 상태에서 올리브유를 발라 먹으면 라이코펜의 흡수율을 최고조로 올려준다.

5. 생선

생선은 류마티스관절염에 좋은 음식 중 하나라고 볼 수 있다.

오메가-3 지방산이 풍부하게 함유되어 있기 때문이다.

관절의 통증과 염증을 개선시켜주고 성인병의 주원인인 콜레스테롤을 제거해주고 고혈압이 있으신 분들에게는 혈압을 낮춰주는 효과를 해주기도 한다.

오메가-3 지방산이 풍부하게 함유된 생선으로는 고등어, 연어, 청어 등의 종류가 있다.

청어는 특히 가시채 먹으면 칼슘 섭취에도 매우 탁월하다고 한다.

단, 통풍이 있는 분들은 생선을 많이 먹는 것을 금한다. 생선의 단백질에 있는 요산이 통풍을 악화시킬 수 있기 때문이다.

6. 사과

사과는 암이나 알레르기, 바이러스, 염증 등과 같은 질병을 없애는 여러 종류의 항산화제가 함유되어 있다. 사과는 관절염에 좋은 과일 중 하나이며 중간 크기 사과 한 개에 들어있는 섬유소는 일일 섭취 권장섬유소의 25% 정도가 함유되어 있다고 해 숙변을 제거하는데도 탁월한 효과를 볼 수 있다.

7. 미나리

미나리의 줄기와 잎은 관절통에 효과적이다.

땅 윗부분으로 자라 나온 미나리를 잘라 말린 다음 한 웅큼 넣고 물 3컵을 부어 절반이 되도록 달여 하루에 3번 나누어 마신다.

8. 율무

율무는 한방에서 의이인이라고 하는데, 류머티즘으로 관절에 물이 고이기 쉬운 사람이나 몸이 무겁고 수분이 체내에 저류되기 쉬운 사람에게 효과적이다. 율무 30g에 3컵의 물을 부어 절반이 되도록 달인 다음 하루 3번 나누어 마신다. 또는 율무로 밥을 해먹어도 좋다.

9. 검은콩

검은콩은 관절염의 통증을 없애는 데에 효과적이다.

검은콩을 볶아 껍질을 벗긴 것에 청주를 부어 담그면 된다. 2~3개월 익혔다가 하루에 3번, 1~2잔씩 마신다. 오가피, 두충을 같은 양만큼 가루 내어 술로 쑨 풀에 반죽하여 한 알을 0.3그램으로 만들어 한번에 15~30알씩 3번 먹는다. 중추신경에 대한 진정작용, 염증을 삭이는 작용, 국소 자극 작용이 있어 신경통, 관절염에 쓴다.

10. 엄나무

엄나무껍질 12g을 물 200ml를 넣고 달여 하루 3번 나누어 먹는다. 중추신경계통에 대한 진정작용과 진통작용이 있다.

가을은 "쇠의 기운이 왕성한 때 금왕지절(金旺之節)", 또는 "폐(肺)가 왕성(旺盛)한 때 폐왕지절(肺旺之節)"라고 불린다. 여름철에는 땀을 많이 흘리고, 살갗의 공기구멍이 열려 있다가 날씨가 차츰 서늘해지면 땀이 안 나고 피부(皮膚)의 호흡(呼吸)이 약해지기 때문에 폐(肺)의 부담(負擔)이 많아진다.

가을철에는 노인의 해수(咳嗽)가 잦아진다는 것, 음증(陰症) 호흡기(呼吸器) 병이 이때 많이 발생한다는 것을 알 수 있다. 그리고 한방에서 볼 때 폐와 대장은 표리관계로 음양의 관계에 있으면서 짝을 이루고 있기 때문에 폐기능이 안 좋아지면 대장의 기능 또한 약해진다. 그래서 가을철에 설사(泄瀉)가 많고 심해질 수 있다.

겨울은 신(水)의 활동이 왕성(旺盛)한 달로 이때를 "물이 왕성한 때 수왕지절(水旺之節)", 또는 "신(腎)이 왕성한 때 신왕지절(腎旺之節)"이라고 부른다. 이때에는 신장과 관계되는 병이 많이 생기고, 소변(小便)을 못가리는 야뇨증(夜尿症)이나 신장염, 신부전증같은 병이 심해지고, 양(陽)이 허(虛)해서 생기는 병이 가장 많기 때문이다. 그리고 한방에서는 신기는 양기를 말하기 때문에 양기가 떨어지고 약해지는 때이기도 하다. 양기는 남자의 정력을 말하는데 양기가 떨어지면 남자의 남성성, 남성다움이 약해진다. 그리고 양기부족으로 오는 기허증, 신허증, 발기부전 등 비뇨생식기의 기능장애도 겨울철에 많이 일어난다. 또한 겨울은 우리몸의 음기가 극에 이르는 때이기도 하다. 생사의 경계를 오락가락하는 중증의 환자들은 겨울철에 음기가 극에 달해 떨어지는 동지 이후에 운명하는 경우가 많다.

우리 몸의 생기와 사기, 원기와 병 기운 모두 시의에 영향을 받는다고 보는 것이 한의학적인 견해이다.

이렇게 한의학에서는 우리 몸의 기운이 계절별로 각각 다르게 작용한다고 보고 있다.

일년 오계절의 기운 중에서 장하의 기운인 화(化)라고 하는 것은 변화하는 것, 무르익는 것을 말한다.

봄에 뿌린 씨앗이 싹이 터서 여름에는 자라며, 장하에는 무르익게 변화되고, 가을에 들어 그 변화된 것을 거두며, 겨울에는 그 거둔 것을 저장한다고 보는데, 여름에서 가을로 넘어가는 사이에 장하라고 하는 계절이 있음에 의미가 있다.

사람도 그렇다. 이 세상에 태어나서 자라며 성숙해진다. 성숙해져야 성공의 열매를 거두는 것 아닌가.

한의학적으로 장이라고 하는 것은 성장을 말하며, 화라고 하는 것은 성숙을 의미한다. 그런 의미에서 장하의 계절에는 화, 성숙하는 시기이다. 사람도 그 과정을 거친다. 태어나서 키가 자랄 뿐 아니라 정신적, 정서적, 영적으로 무르익는 시기, 그때가 바로 화하는 시기, 장하의 시기인 것이다. 그 시기를 거쳐야 거두는 시기, 인생의 가을로 들어서게 된다.

영적으로도 마찬가지다.

말씀이 들어가면 처음엔 씨가 뿌려지고 그 다음엔 무럭무럭 키가 자라며 키가 자란 다음엔 내적으로 무르익는 성숙의 계절이 온다. 내적인 변화, 말씀의 내면화가 이루어져야 비로소 성령의 열매를 얻게 된다. 그 다음 단계는 천국, 하나님의 나라에 저장되는 것 아닐까.

사도바울의 예를 본다.

유대교의 신봉자로 바리새인 중의 바리새인으로 성장했다가 다메섹 도상에서 예수님을 만나 극적인 변화를 이룬다. 이른바 장하의 단계다. 무르익기까지 그는 고향 다소에 낙향하여 13년간을 칩거했다. 그의 칩거의 세월, 다소에서의 13년간은 무르익는 시간이었다. 그곳 그 자리는 그에게 장하의 꽃자리였다.

그 다음단계는 우리가 알다시피 멋진 선교의 열매를 거두는 장면이다. 장하의 꽃자리. 시인 구상 선생의 말대로 하나님은 우리가 앉은 자리를 장하의 꽃자리로 만드시는 분이다. 그 자리에서 무르익는, 변화되고 탐스럽게 열매맺어가는 자리, 장하의 꽃자리가 되게 하시는 분이시다. 실패는 실패대로, 성공은 또 성공대로 각자에게 주시는 하나님의 메시지를 받고 무르익어가게 된다.

장하의 꽃자리, 성숙해져가는 현장이란 뜻이다. 그리스도인은 그런 훈련을 하는 사람들이다. 그런 생활습관을 익히고 배우며 연습하는 사람, 그런 사람들이 아닐까 생각해본다.

14.
건강한 섭생훈련

생활습관병의 예방과 치료

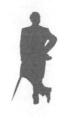

생 활 습 관 병 의   예 방 과   치 료

건강한 섭생훈련

 즐거운 식사, 충분한 수면, 순조로운 배변, 즉 잘 먹고 잘 자고 잘 싸는 것은 건강한 섭생이다.

 또 이 세 가지는 개별적인 것이 아니라 상호 깊은 연관성이 있다.

 이건 아이들에게만 해당하는 것이 아니다. 어른들 역시 마찬가지다.

즐거운 식사는 기본이다.

 밥 먹을 때는 기분 좋게 먹어야 한다. 반찬의 종류나 영양가보다 더 중요한 것은 식사의 분위기이다.

 분위기가 나쁘면 우리 몸의 기가 무거워진다. 기가 무거워지면 혈의 순행 또한 방해를 받는다. 기와 혈이 잘 돌지 못하면 아무리 맛있는 것을 먹어도 소화흡수가 되지 못한다. 즐겁게 식사를 하면 우리몸속의 소화액의 분비가 촉진되어 더 밥맛이 난다. 하지만 반대로 너무 무거운 주제나 힘든 분위기에서 밥을 먹으면 소화관속의 호르몬 샘들이 꽉꽉 조여들게 되어 막혀버린다. 입에서 부터 침샘이 닫히기 시작해서 침이 마르고, 위와 장속에서도 똑같은 현상이 일어나기 때문에 음식이 소화되지 않고 흡수되지도 않으며 아무리 적게 먹어도 속에서 얹히고 만다. 체했다는 말은 위장이 부어서 염증이 생겼다는 말이다. 위의 벽은 모두 네 겹으로 되어 있는데 1,2층이 부으면 염증이고, 3층까지 부어서 헐면 궤양이 되며, 4층까지 다 헐어서 터지면 천공이 된다. 즐겁게 식사를 하지 않으면 만성소화불량에 걸릴 수 있다. 나중에는 식탁에 앉는 자체가 스트레스가 되고 두려워지기도 한다.

건강한 섭생훈련을 위해 식사시간에는 무거운 주제의 담소를 하지 않고 유머나 가벼운 얘기, 즐거운 얘기를 많이 하는 습관을 키우자. 그것이 건강한 섭생훈련의 기본이다.

음식을 먹을 때도 기가 가벼운 음식부터 먼저 먹고 천천히 먹으며 적게 먹는 습관을 키우자. 즐겁게 음식을 먹는 것도 중요하지만 음식을 먹고 나서도 즐거워야 하고 기뻐야 한다.
먹는 것은 즐거운 일이라는 공식이 무너지지 않아야 한다.

충분한 수면은 무엇보다 중요하다.
수면은 하나님이 우리에게 주신 최고의 선물이다. 잠자는 동안에 단백질이 합성이 되고 원기가 회복이 되고 피로가 풀어지며 건강이 회복되기 때문이다.
밤에 잠이 잘 안 오는 원인도 알고 보면 음식물과 상관이 있는 경우가 많다. 배가 고파도 잠이 안 오고, 너무 배가 불러도 잠이 안 온다. 뱃속이 편안해야 잠이 잘 온다. 잠이 잘 오지 않을 때에 무조건 신경성이니 정신적인 문제이니 하고 치부하지 말고 일단 음식문제부터 먼저 살펴보아야 한다.

만약 변비가 있어 속이 불편할 때는 섬유질이 풍부한 해조류나 야채류의 섭취를 적극적으로 늘리면 좋아진다. 배변이 좋아지면서 잠도 잘 오게 된다. 입맛이 없다든지 피로하기 쉽다고 느껴지면 비타민이나 미네랄이 풍부한 해조류나 신선한 야채를 많이 먹고 칼슘이 풍부한 멸치나 새우 등을 뼈째로 먹고, 청량음료나 설탕이 함유된 음식물을 삼가야 한다.

특히, 현대인들은 비타민이나 미네랄 등의 미량원소의 부족으로 건강을 해치는 경우가 많다.

탄수화물, 지방, 단백질 같은 대량원소에는 신경을 쓰지만 미량원소는 대개 무시하기 때문에 생기는 일이 많다. 특히 비타민이나 미네랄은 의도적으로 먹어주지 않으면 결핍될 소지가 다분히 있다.

미량원소는 문자 그대로 조금만 먹으면 되는데 그 조금을 먹지 않아서 문제가 된다. 미량원소는 신경을 조금 쓰면 얼마든지 해결될 수 있는 문제임에도 신경자체를 쓰지 않고 있음이 문제다.

칼슘은 천연의 정신신경안정제로서 신경의 흥분을 차분히 가라앉혀서 잠이 잘 오고 깊은 잠을 잘 수 있게 한다. 청량음료를 마시는 대신 된장국을 한 그릇 마시면 더 좋은 것이 그런 이유에서다. 된장국에는 소금이 들어가기는 하지만 암을 예방하는 니론산 에스테르라는 영양성분도 들어있고 각종 아미노산이 풍부해서 건강에 좋다. 우리나라 사람들에게 제일 좋은 것이 바로 된장이요 된장찌개다. 짜게만 안 먹는다면 그것만한 음식이 없다.

사실, 된장보다는 청국장이 더 한수 위다. 청국장도 찌개보다는 그냥 날알로 떠먹는 것이 더 좋다. 끓이는 과정에서 유산균이 파괴되는 것을 막을 수 있기 때문이다.

생활습관에서 설탕이 13%나 들어있는 청량음료를 삼가하면, 그만큼 설탕을 덜 먹게 되고, 그러면 설탕을 연소하는데 소모되는 비타민 B1을 비롯한 여러가지 비타민의 소비도 덜하게 되고 나아가서는 칼슘의 손실도 그만큼 적어지게 마련이다.

비타민 B1은 신경의 활동을 정상화하는 데 필요한데, 부족할 경우 변비를 일으킨다는 사실도 최근에 알려졌다.

칼슘은 신경을 차분하게 안정시켜 주는 작용을 하는 중요한 영양소다.

한의학에서 신경을 안정시켜주고 잠을 잘 오게 하는 약재로는 원지, 석창포, 원육, 인삼, 대추씨 등이 있다. 특히 대추씨는 약명으로 산조인이라고 하는데, 생으로 먹으면 각성작용이 강해서 잠을 안오게 하고, 구워서 먹으면 잠을 잘오게 하는 정반대의 작용이 있다. 한방에서는 용안육과 대나무잎인 죽여와 함께 대추씨 구운 것 을 함께 처방하여 잠을 잘 오게 하고 예민한 신경을 풀어주는 데 활용하고 있다.

한밤중에 잠이 잘 오지 않는 사람들은 약보다는 차 종류로 상복하는 것이 좋은데, 이럴 때 좋은 차로서는, 산야초차, 국화차, 산조인차, 양파차, 허브차, 오미자차, 백자인차, 상심자차 등이 좋다. 차와 약의 차이점은 농도에 있다. 펄펄 오랫동안 달여 농도를 진하게 만들면 약이 되지만 살짝 가볍게 달여서 농도를 묽게 만들면 차가 된다. 특히 불면증이나 난면증 등 수면장애에는 우리 몸의 기가 무거워져서 기순환장애로 오는 경우가 많기 때문에 이런 차처럼 기가 가벼운 차를 평소에 자주 마셔두면 큰 도움이 된다.

최근 골다공증이 급격히 늘고있는데 이것은 뼈속의 칼슘이 지나치게 녹아나와 특히 등뼈 부분에 구멍이 송송 뚫리는 증상을 말한다. 이 병은 40대에 들어서면서 뼈마디가 저리고 쑤시며 등짝이 뻐근하고 허리에 통증을 느끼며 마음이 불안해지는 등증을 나타내는 칼슘결핍증의 일종이다.

육류의 과다섭취가 이 병의 원인의 하나로 간주되고 있는데, 육류에는 인이나 유황 등 산을 만드는 성분이 많아 뼈속의 칼슘을 녹여 몸밖으로 배설시켜 버리기 때문이다. 육류를 많이 먹는 생활습관이 골다공증을 불러온다는 것도 우리가 잊고 있는 문제다.

요즘은 설탕과 인산이 들어있는 청량음료 덕분에 칼슘이 수난을 당하고 있다.

콜라나 사이다를 마시면 그만큼 칼슘의 수요가 늘게 되는데, 이때 먹는 음식에서 칼슘이 부족하면 뼈속에 저장된 칼슘이 녹아나와 그 대신 소비되는 것이다.

설탕은 칼슘을 녹이는 물질이라는 문장 하나만 외워두면 큰 도움이 된다.

골다공증에 있어서는 뼈조직 가운데서도 특히 등뼈부분의 칼슘이 녹아나와 스폰지와 같이 엉성하게 된다. 사람에 따라서는 등이 굽거나 키가 줄어들기도 하며 근육통을 호소하기도 한다.

심한 경우에는 척추에 골절상을 입기도 한다. 이 병은 처음엔 디스크나 신경통쯤으로 생각하기 쉽다. 폐경기 이후의 여성에게 발생비율이 높은데, 60대에서는 남자 6%에 비해, 여자는 62%의 발생률을 보이며, 70대 이상에서도 남자 23%에 비해, 여자는 70%의 높은 발생률을 보인다.

나이가 들어갈수록 각종 디스크 질환이 많이 생기는 것도 자세에 문제가 있는 것도 물론 있지만 식이장애로 인한 칼슘부족이 근본적인 원인이 되는 경우가 많다.

사람들은 나이가 들면 당연히 척추가 병이 든다고 생각하는데 그런 생각은 고쳐야 한다.

음식조심만 잘해줘도 척추 디스크 질환은 충분히 예방되고 치료도 될 수 있다.

다시 말해서 청량음료만 마시지 않아도, 설탕만 먹지 않아도 디스크가 절반 이상 예방된다고 해도 과언이 아니라는 말이다. 척추디스크 질환은 자세나 운동 때문이 아니고 음식 때문에 온다는 사실은 생경스럽지만 사실이다. 청량음료를 마시지 않는 생활습관은 성인병을 막는 지름길이다.

충분한 칼슘을 섭취하면 중금속의 축적을 예방하고 스트레스에 강해지게 만든다. 머리도 맑아지게 한다.

또한 칼슘은 비타민 D가 있어야 흡수되는 만큼 햇빛아래에서 하루에 15분 정도 거니는 것도 빼놓을 수 없는 중요한 건강지침이랄 수 있다. 비타민 D가 부족한 상태에서 칼슘만 많이 섭취하면 체내에 흡수는 안 되고 오히려 돌이 되어 결석증이 생기기 쉽다. 햇빛아래에서 매일 30분 정도만 걸어주는 습관은 성인병을 예방하는 건강한 생활습관이다.

건강한 섭생훈련의 하나로 빼놓을 수 없는 것이 대변을 잘 보는 것이다.

오늘날 현대인들에게 동물성 지방질을 많이 먹는 것보다 더 나쁜 것은 섬유질을 너무 안 먹는 것이다. 섬유질 섭취부족으로 변비가 오고, 변비 때문에 식이장애가 생기는 경우가 생각보다 많다. 섬유질을 많이 먹는 생활습관, 섭생훈련을 해야 하는 것이 기본이다. 변비가 생기면 뱃속에 가스가 차고 삶의 질도 형편없이 떨어지게 된다.

변비를 해결하기 위해서는 무엇보다 규칙적인 생활습관을 가져야 한다. 절도 있는 시간관리이다. 잘 때에 자고 일어날 때에 일어나고 먹을 때에 먹고 운동할 때에 운동하는 것, 그 시간의 절도를 지켜야 한다. 그러면 뱃속에서 장의 연동운동과 분절운동도 리드미컬하게 일어날 수 있다. 시간을 무절제하게 쓰는 사람에게서 변비가 많은 것도 우연이 아니다.

변비를 해결하기 위해서는 수분섭취를 많이 해야 한다. 물은 될 수 있는 대로 많이 마시는 게 좋은데, 매 식전에 한컵씩 마시고, 식간 공복시에도 물을 한컵 마시며, 특히 밤에 잠자기 전에도 한컵 이상 꼭 물을 마시고 자는 습관을 키우는 것도 중요하다. 수분의 함량이 충분하면 변비는 예방될 수 있다.

변비에 좋은 음식으로,
양배추, 계란, 청국장, 사과, 고구마, 식초, 곤약 등이 있다.

한약재로는 당귀, 천궁같은 활혈지재는 노인성 변비에 좋고, 만성변비로 증상이 심한 사람은 대황승기탕을 써서 숙변을 제거하는 요법부터 시작한다. 마자인은 변비치료에 좋은 약재로 예로부터 통용되고 있다.

한의학에서는 기와 혈의 순행을 중요하게 생각한다. 기가 체하거나 거꾸로 돌거나 막히면 혈의 순행 또한 그러하기 때문에 기순환장애가 생기면 혈액순환장애도 오게 마련이다. 그래서 피를 잘 돌게 하기 위해서는 먼저 기를 잘 돌게 하고, 기가 잘 돌게 하기 위해서는 기가 막히는 일들이 없어야 한다. 항상 감사하는 마음, 긍정적으로 생각하는 마음, 이해하고 용서하는 마음과 그러한 말을 하는 것, 그런 행동을 하는 것은 우리몸속의 기순환이 잘되게 촉진시켜주는 중요한 원리다. 알고 보면 결국 그것도 습관이다.

감사하는 습관을 기르면 매사에 감사할 거리가 많고, 이해하고 용서하는 습관을 기르면 또 매사에 그러한 것들이 많이 보이게 된다. 그러나 불평하고 비판하는 습관을 가지면 또한 그런 것들만 많이 보이게 마련이다. 사람은 보이는 대로 보고 듣기는 대로 듣는 존재가 아니라 보고 싶은 대로 보고, 듣고 싶은 대로 듣는 존재이기 때문이다. 따라서 병이 나는 사람은 병이 날 수밖에 없는 생활습관을 가지고 있다. 그 습관을 바꾸면 병도 고쳐진다는 것은 너무나 당연한 원리이다.

하지만, 그것만으로 되는 것이 아니다. 사람은 육체만이 아닌 영혼을 가진 영적인 존재인 만큼 영적으로도 건강해야 육적으로도 건강해진다.

말씀과의 바른 관계, 하나님과의 바른 관계에 들어갈 때 영적으로 건강해진다.

예배와 전도의 균형, 은혜와 진리의 균형잡힌 영혼일 때 비로소 영적인 질서가 잡히게 되고, 내면의 질서가 잡힐 때 외면의 질서와 균형 또한 유지될 수 있어 건강하게 된다. 사도바울선생은 한 번도 권능을 달라고 기도한 적이 없었지만 권능을 얻어 증인이 되었다. 그리스도인이 증인이 되기 위해서는 권능을 얻어야 하는데 그 권능은 진리 안에 살 때 하나님이 거저 주시는 것임을 잊어선 안 된다.

권능을 가지면 영적인 문제, 육적인 문제, 그리고 물질의 문제에 이르기까지 풀리지 않는 문제가 없게 된다. 살리는 것은 영이기 때문이다. 그러기 위해 진리안에 거하는 연습, 훈련을 해야 한다.

15.

방어체력

생 활 습 관 병 의 예 방 과 치 료

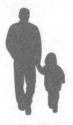

생 활 습 관 병 의   예 방 과   치 료

방어체력

체력에는 두 종류가 있다.

하나는 행동체력이요, 또 하나는 방어체력이다.

행동체력은 누가 힘이 더 세냐 하는, 흔히 사람들이 말하는 힘의 체력이다.

이건 남자가 더 세다. 여자보다 남자가 당연 센 것이 행동체력이다.

그러나 의학적으로 더 의미가 있는 것은 방어체력이다.

방어체력이란 스트레스와 질병으로 부터 우리를 지켜주는 힘이다.

여기엔 두 가지 큰 요인이 있다. 하나는 아예 병에 걸리지 않게 하는 면역력이고,

다른 하나는 약을 쓰지 않고도 절로 낫게 하는 자연치유력이다. 다시 말해서 면역력과 자연치유력이 방어체력이다. 통계에 의하면 방어체력은 남자보다 여자가 더 세다.

여자가 장수하는 것도 방어체력이 강하기 때문이다. 결국 행동체력이 수명과 관계되는 것이 아니고 방어체력이 수명과 상관있다는 말인데 새롭다.

온 가족이 다 독감에 걸려도 안 걸리는 사람이 있다.

면역력이 튼튼해서 방어체력이 강하기 때문이다.

감기에 걸려도 하루 끙끙거리다 약 먹지 않고도 툭 털고 일어나는 사람은 방어체력이 강한 사람이다. 방어체력 중에서도 자연치유력이 강한 사람이다. 면역력과 자연치유력 즉 방어체력이 강하면 병에도 잘 안 걸리고, 병에 걸렸다가도 금방 잘 낫는다.

체력을 키우는 것이 관건이다. 행동체력도 중요하지만 방어체력을 키우는 것이 그래서 더 중요하다. 사람은 사고가 없다면, 120세까지 살 수 있다는 게 의학계의 통설이다.

성경에도 있다. "사람의 날은 백이십 년이 되리라 하시니라"고 창세기 6장3절에 말씀하고 있다.

모세는 그런 의미에서 모델이다. 그는 120세까지 창창하게 살았고, 죽을 때까지 눈이 흐리지 아니하였고 기력이 쇠하지 아니하였다 (신34:7).

의학계의 보고에 의하면, 노화의 70%는 생애 마지막 순간까지 예방이 가능하다고 한다.

내 몸의 자연치유력이 치료를 한다. 병에 안 걸릴 수야 없지만 걸렸다 하더라도 내 몸의 자연치유력이 강하면 빨리 극복이 된다.

자연치유력은 방어체력이다.

의사가 병을 치료하는 것처럼 보이지만 실은 그렇지 않다. 내 몸의 자연회복력이 치료를 한다. 자연치유력을 한방에선 원기라고 부른다. 사람의 원기에는 두 가지가 있는데 하나는 신기이고 다른 하나는 비기이다. 신기는 선천의 원기로 양기라고도 하는데, 사춘기나 청춘기 때 절정에 이르렀다가 갱년기가 되면 확 떨어진다. 하지만 비기는 음식을 먹고 소화 흡수시키는 힘인데 이것은 죽을 때까지 잃지 않는다. 사람이 밥의 힘으로 산다는 말이 바로 비기를 말하는 것이다. 비기가 떨어지면 죽는다.

한의학에서 신기와 비기란 바로 근본적인 체력 원기를 말하는 것이다.

원기는 하나님이 선물로 주신, 공짜로 주신 선물이다.

그 자연회복력을 보완시키기 위해서 생활습관을 바꿔야 한다.

생활습관을 바꾸면 특별한 사고가 생기지 않는 한 노화도 방지할 수 있으며 장수할 수도 있다.

방어체력이 강해져서 웬만한 질병의 공격에도 끄떡없이 견뎌낼 수 있기 때문이다.

우리가 음식을 먹으면 소화가 된다.

소화란 원래의 성질을 끄고 다른 걸로 바꾼다는 의미이다.

소화 후 장내 에 흡수된 영양소는 혈액을 통해 조직 말단까지 순식간에 운반된다. 심장에서 분출된 혈액이 몸을 한 바퀴 다 돌아오기까지는 1분도 채 안 걸린다.

나이 들면 소화력도 약해지고 장내 유해균이 증가한다.

동물성 단백질, 동물성 지방질을 좋아하는 식생활이 장의 노화를 촉진한다. 이것이 장의 주름을 만들고 주름 속에 배설물이 끼여 염증이 되고 혹이 되는 경우가 많다.

혹은 암이 되기도 하고 양성종양이 되기도 한다.

방어체력의 주력부대는 장내 유익균이다.

우리 장에는 1,000종 이상의 박테리아가 서식하고 있으며 면역과 대사에 중요한 역할을 감당하고 있다. 간장보다 더 큰 대사를 장에서 하고 있다.

우리 몸의 면역력은 장에서 70%, 마음이 30%를 책임진다.

면역세포 임파구는 장에 분포되어 있어서 면역의 주력부대는 장내 세균이다.

따라서, 장내세균은 비기의 원천이 된다.

비위가 좋으면 아무거나 잘 먹고 소화도 잘 시키지만, 비기가 나쁘면 음식을 잘 먹지도 못하고 소화도 잘못시킨다. 그래서 면역력과 자연회복력, 즉 방어체력이 떨어져 병에 잘 걸리고 한번 걸린 병이 잘 낫지도 않는다.

한의학에서는 허증이라고 본다. 몸의 원기가 부족한 상태를 허증이라고 하는데, 허증에 걸리면 원기부족 때문에 병이 잘 낫지도 않고 합병증을 일으키기도 한다. 그래서 허증에는 치료약인 사약(瀉藥)을 처방하지 않고 몸을 도우는 보약(補藥)을 처방한다.

한의학에서 보약을 쓰는것은 병의 예방목적도 있지만 치료를 위한 때문이기도 하다.

다시 말해 보약은 방어체력을 도와주는 약물이다. 방어체력중의 면역력을 도와주어 병이 생기지 않게도 하고 자연회복력을 도와, 이미 생긴 병을 빨리 치유시키기도 하는 것이 보약의 원리이다. 그래서 한방에서는 오래된 병으로 몸의 원기가 허약해진 데에는 반드시 깎는 약보다는 몸을 도우는 보약을 써서 병을 치료하도록 한다.

오래된 감기 기침이나 소화불량증, 만성적인 요통이나 두통 등에도 몸의 원기를 도우는 십전대보탕이나 녹용이 들어간 녹용대보탕 등으로 원기를 보해주면 방어체력과 자연회복력이 돋우어져서 병이 빨리 끊어지고 치유되는 것이다. 이것이 한방에서의 허증에 보약을 쓰는 이유이다.

우리 몸의 장은 외부와 통해 있기 때문에 외부에서 들어오는 각종 병균에 대한 면역력이 강해야 한다.

특히 소장의 바이엘판에 면역세포 임파구의 60%가 집중되어 있다.

대장내 세균은 대체로 유해균, 유익균 각10%, 그리고 환경에 따라 유해균이 되기도 하고 유익균이 되기도 하는 중간형이 70%나 된다. 장의 면역기능이 강하지 못하면 항상 배탈이 나서 쩔쩔맬 수밖에 없을게다. 하지만 하나님은 우리의 장을 그렇게 약하게 만들어놓지 않으셨다. 웬만한 병균이 들어와도 물리칠 수 있게 면역세포들을 집중시켜 놓은 것이다.

장의 면역세포가 바로 방어체력을 키우는 중요한 조직이다.

장은 생명과 직결되는 중요한 기능을 담당한다.

소화, 흡수, 배설의 리듬, 체내리듬은 장에서 형성된다.

하지만 아무리 면역기능이 강한 장이라 하더라도 생활습관이 나쁘면 어쩔 수 없다.

낮과 밤의 리듬이 바뀐 생활과 늦잠, 밤샘, 불규칙한 식사, 야식 등이 이어지면 장의 기능에 문제가 생기게 된다. 따라서 방귀냄새가 지독하면 장에 문제가 있다는 뜻이다.

면역뿐 아니라 비만 등 각종 염증성 질환, 알레르기까지 장내 세균 활동이 건강해야 해결된다.

건강하지 못한 장내 환경은 비만, 2형 당뇨병, 동맥경화 등 염증성 질환의 주범이 된다.

특히 장내 균이 뿜어내는 독성물질과 지방이 결합하는 경우, 이런 질환에의 위험은 더 높아진다.

장내균은 인종이나 개인의 생활환경, 식습관마다 다르다.

그래서 나이가 들수록 육고기, 특히 동물성 지방의 섭취를 줄여야 한다.

장내 환경 정화를 위해서는 뭐니뭐니해도 소화기능의 정상화가 중요하다.

잘 씹어 먹고 필요하면 소화제도 복용한다.

약물, 항생제, 과음 등 독성물질을 줄인다.

활성산소로 인한 손상의 복구를 위해 멀티 비타민, 셀레늄, 베타카로틴, 코엔자임큐텐, 시스테인 등이 포함된 항산화 보조제, 자의 재건치료를 위해 초유, 글루타민, 비타민 A,C,B5 등도 필요하다.

뿐만 아니라 스트레스를 받지 않는 것도 중요하며, 받을 경우 대처를 잘하는 것도 대단히 중요한 처방이다.

장내 유익균 중에서 유산균에 대한 중요성이 대두되고 있다.

유산균이란 포도당 등 당류를 분해해서 젖산을 만들어내는 균, 즉 미생물의 총칭이다.

프로바이오틱스는 장내환경을 잘 조성해서 건강에 유익한 효과를 가져다주는 입으로 섭취한 미생물, 또는 그런 미생물을 포함한 식품을 말한다.

유산균에는 식물성, 동물성 두 종류가 있는데,

동물성 유산균은 위액이나 장액에 약하기 때문에 섭취해도 위나 장에서 98%는 사멸한다.

그러나 식물성 유산균은 어떤 환경에도 끝까지 살아남아 장에까지 도달한다.

그리하여 유산균을 방출, 장내를 약산성으로 만들기 때문에 알칼리성의 나쁜 균을 퇴치하고 유익균을 증가시킨다.

거기다 유산균은 소장의 바이엘판에 존재하는 NK세포 등 임파구를 활성화, 면역기능을 높이는 데 큰 역할을 한다.

발효식품이 대부분을 차지하는 한국 전통음식은 유익균을 섭취할 수 있는 건강식이다.

비싼 유산균 음식이나 음료 대신에 잘 익은 심심한 김치 한 쪽 같은 전통음식이 훨씬 더 건강식이라는 사실은 의학계의 통론이다.

한방에서 비기를 보하는 약으로 대표적인 것이 보중익기탕이다.

한의학적인 용어로 중(中)이라고 할 때에는 가운데라는 뜻이 아니라 소화기의 기능을 말한다.

그래서 보중익기탕은 소화기의 기능, 즉 소화력을 도와서 위장의 면역기능을 높여주는 최고의 약재로 유명하다. 인삼, 백출, 창출, 감초 등이 대표적인 약재이다.

무슨 음식이든 먹는 것도 중요하지만 그보다 더 중요한 것은 소화 흡수 시키는 능력이 있어야 한다. 아무리 좋은 음식도 소화흡수가 안되면 몸에 무리가 될 뿐이며 오히려 독이 될 수도 있기 때문이다.

영적으로도 방어력이 중요하다.
성령충만하여 말씀과의 바른 관계에 들어가 있으면 영적인 방어력이 강화된다.
악한 영의 어떠한 공격에도 끄떡 않고 견딜 수 있는 힘, 방어력이 갖춰진다.

사람의 육체는 영혼의 지배를 받는다.
영혼이 병들면 육체가 어둠속에서 행하고, 영혼이 건강하면 육체가 빛 가운데에서 살게 된다. 매일매일 말씀으로 자신의 영혼을 다스리면 건강한 영혼이 되고, 영혼이 건강해질 때 악한 영의 어떤 침입도 물리칠 수 있게 된다. 영적인 방어력, 방어체력이 강화되는 때문이다.

악하고 음란한 세상에 살면서 물들지 않기 위해서는 방어체력을 길러야 한다.
영적인 방어체력과 육적인 방어체력을 기르는 습관, 그런 훈련을 하는 것이 영,육간 꼭 필요한 습관이리라 본다.
하지만 영적인 방어체력은 우리의 힘과 노력만으로 되는 것이 아니다. 하나님이 하나님의 영으로 우리를 지켜주시고 보호해주신다. 악한 영들이 건드리지 못하도록 보호해주신다. 그리고 혹 넘어졌더라도 다시 회개하고 일어나서 바른 길을 갈 수 있도록 자연치유력을 증가시켜 주신다. 예수님의 이름으로 기도하면 예수 그리스도의 영이 우리와 함께 하셔서 그렇게 영적인 방어력을 강화시켜 주신다. 기도하고 말씀 읽는 것, 그리고 말씀에 순종하며 사는 것보다 더 중요한 방어체력이 어딨으랴.

그리스도인은 예수님의 말씀에 순종하고 예수님의 사역에 동참하며 예수님의 인격을 닮아가므로 예수 그리스도와 연합하는 존재이다. 그때 우리의 영적인 방어체력 또한 단단하게 강화되어질 것이라 믿는다.

사람은 영적인 존재이다. 영적으로 강하고 튼튼하고 무장이 되어있어야만 육적으로도 강건하게 되어지는 존재다. 반면에, 아무리 육적으로 튼튼하고 강하다 할지라도 영적으로 무장해제가 되어있으면 한순간에 무너지고 넘어질 수 있는 존재이기도 하다. 그래서 그리스도인은 항상 기도한다. 영적인 병기, 갑옷을 입고 악한 영과의 싸움에서 승리하게 해달라고 항상 기도하는 사람들이다.

16.

기를 가볍게
관리하는 습관

생활습관병의 예방과 치료

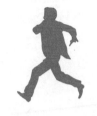

생 활 습 관 병 의　　예 방 과　　치 료

기를 가볍게
관리하는 습관

한의학에서는 우리몸이 기와 혈로 되어있다고 본다.

기란 기운이고 혈은 피를 말한다. 기는 언제가 가볍게 팽팽 잘 돌아야 건강하고, 피는 맑고 깨끗해야 건강하다. 한의학 고서에 보면, 기가 잘 돌지 못하면 아프고 기가 잘 돌면 안 아프다고 되어있다. 기가 가볍게 팽팽 잘돌게 하는 것이 건강의 요체라고 하는 말이다. 기가 가볍게 하기 위해서는 먼저 기가 가벼운 음식을 먹어야 한다. 기가 가벼운 음식은 신선한 채소나 잡곡밥, 보리밥, 그리고 현미 등과 같은 조식이다. 조식은 거친 음식인데 제철음식도 조식이다.

조식은 껍질채 먹는 음식을 말한다. 백미보다는 현미, 찹쌀이나 보리밥, 그리고 통밀 음식 등이 모두 조식에 속한다. 조식의 반댓말은 미식인데 미식은 정제된 음식이다. 겉보기에 좋고 맛은 좋지만 기가 무거운 음식이다. 예를 들면 육고기나 수입밀가루, 흰쌀밥, 흰설탕, 흰조미료, 흰밀가루 같은 정제된 미식은 맛은 있지만 사실은 기가 무거운 음식이다. 우리몸속에 들어가면 기를 무겁게 해서 기가 잘 돌지 못하고 체하게 만드는 성질이 있다.

우리 몸의 기를 가볍게 하기위해서 무엇보다도 기가 가벼운 음식을 먹어야 한다. 그것도 적게 먹어야 한다. 아무리 기가 가벼운 음식이라도 많이 먹으면 기가 무거워지기 때문이다. 조식을 소식하는 것, 그것이 음식으로 기가 가볍게 하는 요체가 된다.

두 번째로는 말로 기를 가볍게 하는 것이다.

긍정적인 생각은 기를 가볍게 한다. 몸이 날아갈듯이 가볍다는 말이 있다. 이것은 바로 기가 가볍다는 것을 의미한다. 무거운 생각은 부정적인 생각, 비난하거나 비판하는 생각, 그런 말들을 하면 기가 무거워진다. 기가 무거워지면 혈도 무거워져서 혈액순환에 장애가 생긴다. 걱정이나 근심, 염려 불안, 긴장 두려움을 가지면 기가 무거워지는데, 이것을 현대의학적으로 설명하면 자율신경계 중에서 교감신경이 흥분된 증상을 말한다. 기가 무거워지면 스트레스 호르몬이 많이 나오고 그렇게 되면 긴장, 불안, 걱정, 불면, 소화장애와 각종 암등이 발생하기 쉽게 된다.

가능한 긍정적인 생각과 말을 하는 것이 건강에 좋다. 특히 자신에 대해서 지나치게 부정적으로 비하하는 경우가 많이 있는데 이것은 건강에도 좋지 않고 바람직하지도 않다.

어떤 하나의 일, 실수에 대해서도 마찬가지이다. 실수가 곧 실패는 아니다. 사람은 실수할 수 있는 존재인데, 한 두번의 실수를 지나치게 과장되게 해석해서 낮은 자존감, 열등감을 가지면 기가 무거워져서 우울증에 빠지게 된다. 우울증이라고 하는 것도 한의학적으로 보면 기가 무거워져서 기 순환이 잘 안되어 생기는 병이다.

이것은 가역적이다. 우울증에 걸리면 기가 무거워지기도 하지만, 기가 무거워지면 우울증에 걸리기 쉽다는 말이기도 하다. 어떤 상황이든 긍정적으로 생각할 수도 있고 부정적으로 생각할 수도 있다. 그런데 바람직한 것은 긍정적으로 생각하는 것이다. 나를 향한 하나님의 섭리안에서 이루어진 일로 보고 감사함으로 받아들이는 훈련을 하면 기가 가볍게 팽팽 도는데 크게 도움이 된다.

생각뿐 아니라 말하는 것도 그렇다. 기를 가볍게 하는 말을 많이 하는 습관을 키워야 한다.

말에는 쟈칼대화와 기린대화가 있다. 쟈칼대화는 폭력대화를 말하고 기린대화는 비폭력대화를 말한다. 대화를 폭력대화와 비폭력대화로 구분한 것은 마샬 로젠버그이다. 그의 책 〈비폭력대화〉에서 한 말이다.

폭력대화는 폭력과 같은 무게를 지닌 말이다. 분명 말은 말인데 듣고 있으면 마치 폭력을 당한 것 같은 아픔을 느끼게 하는 대화이다. 한의학적으로 보면 기가 무거운 말이다. 듣는 사람으로 하여금 기가 무겁게 하고 기를 질리게 하고 기를 죽이게 하는 대화이다. 그는 이것을 쟈칼대화라고 불렀다.

기린대화는 비폭력대화인데 상대방의 기를 살려주고 기를 가볍게 해주는 대화를 말한다. 물론 기린대화를 쓰면 말하는 사람 역시 기가 가벼워진다. 그래서 건강에 좋다.

폭력대화, 즉 쟈칼대화의 가장 큰 특징은 평가를 하는 것이다. 상대방을 평가, 비판, 판단하는 말이 폭력대화이다. 성경에서는 사람을 판단하지 말라고 하셨다. 정죄하지 말라는 말씀이다. 사람을 정죄판단하면 상대방 역시 나를 정죄판단하게 된다. 한의학적으로 설명하면 기가 무거워지게 되고 기가 체하게 되고 기를 죽이게 되어서 서로가 서로의 기를 약화시키고 억누르는 대화를 하게 된다는 말이다.

우리는 대화를 할 때 녹음기와 카메라를 생각해야 한다. 보이는 대로 보고 들리는 대로 듣는 훈련, 평가하지 않고 관찰하는 훈련을 하면 상대와 나의 기가 억압받지 않고 눌리지 않고 가볍게 팽팽 잘 도는 데 크게 도움이 된다. 그 반대도 성립한다. 말을 폭력적으로 하면 기가 무겁게 되어 질병이 생긴다.

특히 우리는 가까운 사람들 간에 말을 함부로 한다. 넥타이 매고 정장차림으로 포말하게 있는 사이에서는 말을 예사로 안한다. 가장 빈번한 사고는 집안에서 부부끼리, 부모와 자식사이에서 생긴다. 폭력대화를 예사로 함으로 그것 때문에 기가 무거워져서 엄청난 사고가 생기게 된다. 사람이 자살을 하는 것도, 화가 나서 기물을 부수고 사람을 해치는 것도 사실은 모두 폭력대화의 산물이다. 말을 할 줄 모르고 잘못 해서 우리 몸속의 기가 무거워지고 기가 정체되고 기가 억눌리고 압박받아 나타나는 현상들이다.

칭찬도 폭력이다. 칭찬은 고래를 춤추게 할지 몰라도 사람은 춤추게 못한다.

어떤 일을 잘했으면 그 일에 대해서 얘기해야 된다. 너가 열심히 공부를 해주어서 고맙다는 말을 하는 것은 감사의 표시이고 관찰이지 칭찬이 아니다. 칭찬은 너가 공부를 잘해서 좋고 멋있다는 말인데 이것은 평가가 된다. 이렇게 말하면 듣는 사람의 입장에서는 앞으로도 계속 공부를 잘해서 멋있는 사람이 되어라는 말로 받아들여지고, 공부를 잘하지 못하면 멋이 없는 사람이고, 공부를 잘하면 멋있는 사람이라는 평가를 받고 있다고 생각하게 된다.

아내가 남편에게 하는 말도 그렇다. 당신이 돈을 잘 벌어줘서 고맙다고 하면 괜찮은데, 돈을 잘 벌어줘서 훌륭한 남편이라고 말해버리면 평가가 된다. 우리는 칭찬대신 고맙다, 감사하다는 등의 단어를 써서 마음의 느낌을 진솔하게 표현하는 훈련을 해야 한다. 그렇게 하면 기가 가벼워지고 기가 가벼워지면 팽팽 잘 순환되게 되므로 혈의 순환도 좋아져서 혈압이 오르거나 분통이 터지거나 불면증, 신경증, 노이로제에 빠지는 일도 없게 될 것이다. 문제는 기의 순환에 있다. 기를 가볍게 잘 돌게 하는 생활습관을 갖는 것이 무엇보다 중요하다.

"죽고 사는 것이 혀의 힘에 달렸나니 혀를 쓰기 좋아하는 자는 혀의 열매를 먹으리라." (잠언 18장21절)

성경은 혀의 힘이라고 말씀한다. 혀의 힘에 따라 죽고 사는 결과가 생긴다는 말씀은 무섭고도 중요한 말씀이다. 기를 가볍게 하고 기의 순행을 촉진시켜 주는 말을 많이 하는 습관을 키우는 것은 생명과 직결되는 문제이다.

대화에서 기를 가볍게 해주는 또 하나의 방법은, 감정의 존중이다.

특히 자신에 대해 비난하거나 부정적인 말을 들었을 때 감정을 존중해주는 것이 기를 가볍게 하는데 무엇보다 중요하다.

사람의 감정은 욕구에 의해 나타난다. 욕구가 있기에 감정이 생긴다. 욕구가 크면 감정이 크고, 욕구가 작으면 감정 또한 작게 표현된다. 욕구란 다른 말로 기대가 된다. 기대치가 크면 감정이 크게 오고, 기대치 자체가 작으면 감정의 표현이 작게 된다는 말이다.

부정적인 말, 비난을 들었을 때, 내가 택할 수 있는 최선의 방법은 욕구와 감정의 존중이다.

상대의 욕구와 감정을 존중해지면서 나의 욕구와 감정도 존중해줄 줄 알아야 한다. 그래야 기가 가벼워지고 편해진다. 그러지 않고 참기만 하면 기가 쌓여서 울화가 생기고 울화가 쌓이면 불면증, 불안증, 신경증, 노이로제, 정신분열, 소화장애 및 섭식장애, 망각증까지 신체전반적으로 병이 생긴다. 당연히 암도 잘 생기게 된다.

사람의 감정은 무궁무진하다. 어떤 하나의 사건이 생기면 한 두가지 감정만 생기는 것이 아니다. 가장 주된 감정은 핵심감정 또는 거대감정이라 하고, 그 외 기타감정은 미세감정이라고 한다. 거대감정과 함께 미세감정도 읽어주어야 한다. 그래야 감정이 건강하게 표현이 되고 표현이 되어야 건강하게 처리가 된다. 그렇지 않고 꼭꼭 숨기면 속에 숨기고 감추어졌던 것들이 나중에 한꺼번에 폭발하여 엄청난 분노로 표출이 된다. 질량불변의 법칙이다. 한번 내속에 생긴 감정은 없어지지 않고 끝까지 남아있다는 것을 말한다.

남이 나를 불편하게 하고 자존심을 건드리는 말을 하면 "당신이 나에게 좀 더 인정받고 사랑받기를 원하셨는데 그러지 못하다고 생각이 드셔서 실망스러우신 것 같네요. 저 역시 최선을 다했지만 그렇게 밖에 인식이 안 되어 너무 가슴이 아프고 안타깝습니다." 이렇게 말을 하는 것이 좋다.

이것은 나와 상대의 욕구와 감정을 다 읽어주고 솔직하게 표현하는 예이다. 그렇게 하면 속에 쌓일 것이 없고 깨끗하게 정리가 될 수 있어 기가 체하지 않는다. 기가 체하지 않으면 기가 막히지 않고, 기가 막히지 않으면 기 막히는 일들이 안 생기게 된다. 건강이란 다른 말로 기 막히는 일이 안 생기는 것이라 할 수 있다.

우리의 일상에서 말 한마디로 사람을 살릴 수도 있고 죽일 수도 있다. 말의 내용도 중요하지만 형식도 그 못지않게 똑같이 중요하다. "악화가 양화를 구축한다"는 그레샴의 법칙은 형식이 내용을 지배한다고 응용해도 되리라 싶다. 오늘날 능률과 실질을 숭상하는 시대풍조 속에서 형식과 외형을 무시하고 가볍게 여기는 사상이 너무 많다. 그래서 정작 꼭 필요한 외형, 형식조차 무시하므로 엉뚱한 오해와 화를 초래하는 일이 너무나 많다. 특히 말을 할 때는 더 그렇다.

정리하면, 건강한 대화는 남의 말을 평가하지 않으면서, 남의 욕구와 감정을 존중하고, 나의 욕구와 감정 또한 존중해줄 줄 아는 대화법이다. 그렇게 하면 기가 가벼워지고 맑아져서 말하는 사람과 듣는 사람 모두 건강한 기를 가지게 되고, 기가 건강해지면서 혈 또한 건강하게 팽팽 순환을 잘하게 될 것이다.

의학에서 이러한 메카니즘을 그냥 스트레스라는 단어 하나로 통칭하기엔 뭔가 너무 부족한 점이 있어 상세하게 설명을 해보았다.

셋째는 운동을 하는 습관이다.

기가 가벼운 음식을 먹음으로 기를 가볍게 하는 것이 화학적 요법이라면, 운동을 하므로 기를 가볍게 만드는 것은 물리적 요법이다. 화학적 요법과 함께 물리적 요법을 병행해주는 것이 훨씬 효과적이다.

많은 사람들이 알고는 있지만 실제론 잘 안 되는 것이 운동이다. 하지만 운동도 알고 보면 습관이다. 운동을 하는 습관을 키우면 안하면 안 되게 된다. 건강한 습관, 바른 습관을 키우고 배양하는 훈련을 하자.

넷째는 죄를 끊는 습관이다.

죄짓는 것도 습관이다. 사람은 죄가 악하고 나쁘고 무서운 줄을 안다. 몰라서 짓는 것이 아니다. 그러면서도 죄를 짓다보니 죄짓고 나면 마음이 무거워진다. 무거워지고 두렵게 된다. 그렇게 되면 기가 눌리고 기가 무거워지고 기가 죽게 된다. 죄지은 사람치고 활개치고 다니는 사람은 없다. 죄지은 사람치고 마음이 가벼운 사람은 없다. 겉으로만 안 그런척 할 뿐이지 실은 몹시도 눌림 받고 있다.

이것이 사람의 본능이다. 사람은 하나님의 형상으로 창조되었기 때문에 하나님의 형상을 닮는 일을 하면 기가 가볍게 살아나게 되고 하나님의 형상을 깨뜨리는 일을 하면 기가 무겁고 맥 빠지고 힘을 잃게 된다. 사람은 그렇게 만들어진 존재다. 그래서 아무리 기가 가벼운 음식을 먹고 기가 가벼운 대화를 하며 행동을 하려고 해도 그 속에 죄가 들어앉아 있으면 안 된다. 죄의 무게가 워낙 무겁기 때문에 한사람을 짓눌러서 숨을 못 쉬게 만들기 때문이다.

이런 의미에서 기를 가볍게 관리하려면 죄를 끊어야 한다. 죄 된 생활을 청산하고 사람과의 관계, 하나님과의 관계에 막힘이 없어야 한다. 그래야 기가 가벼워지고 건강하게 되며, 기가 가볍게 팽팽 잘 돌아야 혈의 순환도 좋아져서 건강하게 된다.

죄를 짓는 것도 습관이며 죄를 끊고 멀리하는 것도 습관이다. 알고 보면 다 우리가 하고 있고, 할 수 있는 습관이다. "행동이 계속되면 습관이 되고, 습관이 쌓이면 인격이 되며, 인격이 쌓이면 운명이 된다"는 말이 남의 나라 얘기가 아니다.

17、

저체온증(냉증)

생활습관병의 예방과 치료

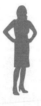

생 활 습 관 병 의   예 방 과   치 료

저체온증(냉증)

여름에 에어컨바람에 질색하는 부인들이 많다. 에어컨은커녕 선풍기 바람조차도 외면을 한다. 찬바람을 쐬면 뼈마디가 쑤시고 아파오기 때문이다. 그래서 여름에 아무리 더워도 그대로 지내는 사람들이 생각보다 많다.

여름은 여름답게, 겨울은 겨울답게 나야 몸이 튼튼해진다.
그래야 저항력이 생기고 면역력이 강화된다. 하지만 불행히도 요즘 겨울을 여름처럼, 여름을 겨울처럼 나고 있다. 우리 몸의 입장에서 보면 지금이 여름인지 겨울인지 모른다. 조금만 더워도 에어컨을 켜고 조금만 추워도 히터를 틀어서 몸에서 더위와 추위를 느낄 겨를이 없다고 하면 과장일까?

여름에 찬물은 목에 넘어갈 때 잠시 시원할 뿐이지만 위장에 들어가면 작은 전쟁이 벌어진다. 찬 음식을 빨리 먹다가 머리가 띵했던 경험이 있을 것이다. 이게 우리 몸의 경고반응이다.

차가운 것을 그렇게 꿀꺽 삼키지 말라는 뜻이다.

냉장고 물은 6도, 이 물이 37도의 위장에 들어가게 되면 찬물을 급히 37도로 데워야 하니 그만큼 쓸데없이 효소를 낭비해야 한다. 효소는 생명의 원천인데 쓸모없이 낭비하면 얼마나 아까울까.

위장이 약한 사람은 찬물을 마셔도 복통에 설사도 한다.

그럴 때 배에 찜질을 해주거나 따뜻한 방바닥에 배를 깔고 누우면 좋아진다. 배가 따뜻하게 급히 데워지게 해주기 때문이다. 상온의 물만 마셔도 여름의 배탈을 줄일 수 있다.

따뜻한 물 마시기 운동을 벌여야 한다. 여름의 얼음 위생상태가 얼마나 나쁜지 모르기에 대장균이 득실거리는 얼음물을 예사로 마셔댄다. 얼음물은 알고 보면 무섭고 위험한 물이다.

할 수만 있다면 여름에도 긴팔 셔츠에 목엔 얇은 스카프라도 하나 두르고 다니는 것이 좋다. 멋도 멋이지만 건강을 위해서 좋다. 특히 성대, 천돌 부위는 추위에 노출되면 감기에 직통으로 걸리게 된다. 천돌이란, 성대 아래 쏘옥 들어간 부위인데 한의학에서 침을 놓는 혈이면서 급소인 자리이다. 천돌이 찬바람에 노출되면 여름이고 겨울이고 감기에 걸리기 쉽다. 그래서 천돌 부위는 항상 감싸고 다니는 습관을 기르는 것이 좋다.

특히, 목을 많이 쓰는 사람이나 나이가 들어 면역이 약한 분들은 목을 드러내놓고 다니는 일을 피해야 한다. 겨울은 물론이고 여름에도 마찬가지다. 목은 의외로 공격받기 쉽다. 목이 한사(찬공기)에 노출되면 목감기부터 먼저 온다.

몸을 과잉보호해서도 안 된다.

몸은 과잉보호하면 약해진다. 더위에 견디듯 추위도 때로는 정면으로 부딪치는 훈련도 해야 한다. 하지만 너무 무리하면 안 된다. 적당한 추위, 더위는 견뎌낼 수 있는 평소 훈련은 꼭 필요하다. 특히 위장이 약한 사람은 반드시 더운 물을 마시는 것이 좋다. 아무리 더워도 찬 물을 마시지 말고 더운 물을 마시는 것이 좋다.

와인도 맥주도 덥게 마셔야 한다. 술에도 찬 술과 더운 술이 있다. 한의학적으로 볼 때 맥주와 막걸리는 찬 술이고, 소주와 양주는 더운 술이다. 속이 냉한 사람은 술을 마셔도 더운 술을 마시는 게 좋고 찬 술을 마실 때는 데워서 마시는 것이 한결 낫다.

소화란 화학적 과정이다. 이 과정엔 열이 필수적이다.

위장만은 언제나 따뜻이 해야 한다. 체온이 올라가면 신진대사가 촉진된다. 체온이 1도 올라가면 기초대사율이 12% 증가한다. 에너지 소비가 당연히 많아질 것이다. 지방은 몸을 찬 것으로 부터 보호해주는 단열재 기능을 한다. 추운지방 사람들이 지방분에 소금섭취를 많이 하는 건 그 때문이다. 실제로 추운 지방 사람들은 비만형의 우량아들이 많다. 지방을 많이 섭취하기 때문에 피하지방이 두터워진 까닭이다. 추운 겨울을 나기 위한 적응수단이다.

우리 몸은 차가울수록 대사력이 떨어지고 지방이 더 필요하게 된다.

차가울수록 자꾸 더 먹으라는 신호를 보낸다.

북극곰이나 추운 지역 사람이 지방질 체질인 것도 그 때문이다. 냉한 사람은 자꾸 먹게 된다. 냉(冷)이 살찌게 하는 체질을 만드는 것이다. 냉은 그 자체로 스트레스요, 스트레스가 또 비만을 부르니 설상가상이다.

몸을 따뜻하게 하면 더 이상 지방비축이 필요 없어서 많이 먹지도 않게 된다.

사람의 건강체온이 36.5~37.1도 이지만 우리들의 80%가 저체온이다. 그만큼 교감신경 우위의 긴장상태, 스트레스 상태에 놓여있다는 증거다.

교감신경이 우위에 있게 되는, 즉 교감신경 흥분상태가 되면 저체온, 저산소증이 생긴다.

팔다리에 피가 안돌게 되고 저리며 차가와지면서 땀이 많이 난다. 인체가 긴장되어 있다는 증거다. 오늘날 현대인들이 스트레스 때문에 그런 증상들이 많이 생긴다.

건강지수에 가장 간단한 지표가 체온이다.

저체온이 되면 제일 먼저 효소의 활성도, 소화, 신진대사, 기초대사, 혈액순환, 면역력 등 생명과 직결되는 중요지표가 다 떨어진다.

체온이 1도 저하되면 면역력이 30~40%, 기초대사량이 12% 떨어진다.

대신 체온이 1도 올라가면 면역력이 500~600% 올라간다고 하니 엄청난 차이다.

체온이 올라가면 모세혈관 확장으로 혈류가 촉진되고 해독작용, 통증약화, 혈당강하가 일어난다.

근단백합성, 유전자 상처 수복이 일어나며 도파민과 세로토닌까지 활성화 되는 굉장한 일이 일어난다.

감기도 찬바람을 맞아 체온이 떨어지면서 생긴다. 대사, 면역력, 소화력이 다 떨어지면 생명력에 문제가 올 수 있다. 감기발열은 떨어진 체온을 올려 생명력을 복원하자는 자연치유적인 반응이다.

우리 몸에서의 발열반응은 외부에서 침입한 바이러스와 싸우는 데서 오는 당연한 현상이다.

감기 기운이 있으면 감기약을 먹기 전에 먼저 목욕을 하고 몸을 따뜻하게 하며 쉬는 게 최상의 예방적 치료다. 저체온이 되면 자율신경의 난조로 스트레스 처리가 잘 안 된다.

생리통, 여성장애, 최근 늘어나는 불임도 영양불균형, 호르몬 난조 등에 기인한다.

이어 혈류저하로 세포내 노화물질 정체로 어깨결림, 두통, 요통이 따라온다.

저체온증이 되면 체내 산화로 노화가 촉진된다. 특히 암세포는 35도의 냉온을 좋아하는 혐기성이다.

암은 몸이 차가워져서 생긴다.

암세포는 차가운 것을 좋아하며 산소를 싫어하기 때문에 몸이 차가와지면 암이 많이 생긴다.

저체온 미인은 없다는 말이 있다.

한방에서는 속이 냉하다는 용어를 많이 쓰는데,

그것은 속이 차가워서 음식을 먹으면 소화흡수가 잘 되지 않는다는 말이다.

음식을 소화시키려면 열이 필요한데 열이 부족해서 차가워져 있으면 소화도 안 되고 흡수도 안 되는 그런 상태에 빠지게 된다. 이것을 속이 냉하다고 해서 이랭증(裏冷症)이라고 표현한다.

이럴 때는 속을 따뜻하게 하는 인삼 등의 보약을 써서 치료한다.

인삼은 따뜻한 기운을 가지고 있는 약재일 뿐 아니라 몸의 원기를 도우고 진액을 고루 잘 나오게 하는 멋진 명약이다. 한방에서 허약하거나 냉할 때, 인삼이 들어가는 보기지재를 써서 원기를 도와 치료한다. 인삼은 단순한 보약이 아니라 치료약의 의미도 지닌다.

한방에서 몸을 따뜻하게 하는 약재로는 계지, 계피, 건강, 오수유 등이 있고, 몸이 매우 차가운 사람들에겐 인삼보다 홍삼을 장복하게 한다. 홍삼은 인삼을 아홉 번 찌고 말린 것으로 인삼보다 약성이 더 따뜻해서 몸이 많이 차가운 사람, 병후 회복이 잘 안되는 사람, 식사를 잘하지 못해서 원기가 부족한 사람들에게 좋다.

몸을 따뜻하게 하는 음식을 알아보면,

1. 쑥차
수족냉증, 복부냉증, 냉, 대하에 두루 좋은 몸을 따뜻하게 하는 대표적인 음식이다.

쑥을 엑기스로 만들어먹어도 되고, 차로 끓여서 장복을 해도 좋다.

특히 간이 안좋은 사람들에게 쑥차는 치료용으로도 권할만하다.

2. 생강차

생강은 몸을 데워 열이 나게 하는 음식이다. 생리통이 심하거나 손발이 얼음같이 찬 사람들은 생강차를 묽게해서 자주 마시는 것이 좋다. 감기몸살의 경우에도 생강차는 치료용으로 좋다.

생강차는 위장이 만성적으로 염증이 있거나 기능이 떨어져 있는 분들에게도 좋다. 위와 장을 따뜻하게 데워주는 효능이 있기 때문이다.

3. 대추차

비타민이 많고 사포닌이 풍부하여 칼슘, 철분 등도 많다.

특히 대추는 옛 부터 영양분이 풍부한 음식이라 대추 두 알이면, 밥 한 끼를 대신한다고 할 정도다.

평소 위장이 약해서 밥을 잘 먹지 못하거나 먹은 음식을 소화시키지 못하는 분들은 대추차를 자주 달여 먹으면 대추의 영양가도 도움이 되고, 대추의 달콤한 맛은 비기 즉 소화기를 보하는 작용이 있기에 자주 먹어주면 소화기능이 강화되고 뱃속이 따뜻하고 손발도 따뜻해진다.

4. 유차차

유자차는 비타민 C와 구연산, 칼슘이 많은 대표적인 음식이다.

특히 겨울철 몸이 차고 바깥 공기가 차가울 때 따뜻한 물에 유자차 한잔 마시면 머리끝에서 발끝까지 따뜻하게 덥혀주어 피로회복은 물론이고 혈액순환도 좋게 해주고 잠도 잘 오게 한다.

5. 마늘

마늘은 몸을 따뜻하게 데워주는데 특히 하초(양기, 정력)의 기능을 따뜻하게 해주는 효과가 있어 남자에게 좋다. 옛 부터 남자들의 양기부족, 정력부족으로 아랫도리가 허하고 찬 병에는 마늘을 상복하게 했다. 마늘은 세계 10대 장수식품으로도 추천된 바 있으며, 항염증, 항노화, 항산화, 항암작용도 속속 보고되고 있는 유익한 식품이다.

6. 호박

호박은 특히 비뇨생식기 계통을 따뜻하게 해주는 식품이다. 부인들의 산후에 어혈을 풀어주는 데에도 좋고, 소변장애나 방광장애 등에도 유효하다. 호박은 어떤 형태로든 요리해 먹어도 효과는 같다.

7. 단백질이 많은 식품

닭가슴살, 등푸른 생선, 우유, 치즈, 검정콩, 계란흰자위 등은 몸을 따뜻하게 해주는 효험이 있다. 단순히 단백질만 도와주는 것이 아니라 차가워진 몸을 따뜻하게 만들어주는 힘도 있다.

8. 인삼

인삼은 약성이 따뜻하다. 인삼은 몸이 냉한 사람들에게 많이 쓰는 약재인데 특히 소음인들에게 더 좋다. 몸이 아주 차가운 사람에게는 홍삼이 더 좋다. 홍삼은 인삼을 쪄서 말린 약재인데 인삼보다 더운 기운이 훨씬 더 강하다. 그래서 몸이 냉한 사람, 속이 차가운 사람들에겐 인삼이나 홍삼을 장복하는 것이 필요하다.

단, 혈압이 높은 사람은 인삼을 삼가 하는 것이 좋다.

9. 그 외 음식들

고추, 참치, 부추, 미나리, 장어, 삼계탕, 육계장 등도 우리 몸을 따뜻하게 해준다.

특히 고추의 캡사이신은 강렬한 향으로 기를 잘 통하게 해주고 몸을 급속히 데워주는 효과가 있으며 우리 몸의 체지방을 태워주는 다이어트 식품으로도 유명하다.

몸이 냉한 사람들은 겨울에는 평소에도 옷을 따뜻하게 입어야 하는데 두터운 옷 한가지 보다는 얇은 옷 여러 벌 껴입는 게 좋다. 그래야 옷 사이사이의 공기에 따뜻한 기운이 보존되어서 훨씬 보온의 효과가 있다.

뿐 아니라 따뜻한 온돌방이나 온돌매트에서 잔다. 보온 물주머니로 복부, 대퇴전부, 엉덩이 쪽을 따뜻하게 한다. 마사지로 뭉친 근육과 긴장을 풀어 스트레스를 해소하고 혈류를 촉진시켜 몸을 데우는 데 이상적이다.

몸은 따뜻해야 하지만 여기에도 균형이 중요하다.

교감신경 흥분으로 인한 혈관수축으로 저체온, 저산소가 발암의 요인이라고 했지만 반대로 따뜻하고 느긋한 부교감신경 우위로 인한 발암도 30%나 된다는 것도 사실이다.

체온도 따뜻하게 해야 기초대사, 신진대사가 올라가면서 에너지 소비가 많아져 체중이 줄어든다.

하지만, 인체는 이렇게 단순하지 않다.

때로는 차게 해야 에너지 연소가 많을 수 있다. 특히 내장지방은 강력한 발열물질이다.

몸이 차가와지면 지방을 연소시킴으로써 더 체온을 올리라는 지령이 내려온다.

동면하는 곰이 겨우내 추위와 굶주림을 이겨낼 수 있는 건 비축한 내장

지방을 연소하기 때문이다.

배불리 먹고 따뜻하고 편안하다면 지방연소를 해야 할 이유가 없다.

몸을 따뜻하게 하면 체온중추가 몸을 식히기 위해 땀을 흘린다.

이때 심부체온을 낮게 하려고 발열물질인 지방을 연소시키진 않는다.

때로는 일부러 추위에 노출시켜야 한다. 그래서 건포마찰, 찬물 목욕, 한겨울 풍욕도 해 볼만 하다.

한겨울 추위는 그 자체로 스트레스다. 이럴 때는 부신피질에서 스트레스를 이겨낼 수 있게 방어호르몬을 분비한다. 이것이 몸의 저항력을 키워 튼튼하게 만든다.

이것을 스트레스 의학에선 단련의 효과 즉 저항력이 생겼다고 한다.

과보호한 자식이 세파를 헤쳐가기 어렵듯 몸을 너무 감싸는 것도 과보호다.

한겨울에도 운동을 쉬지 말아야 하는 이유가 바로 그것이다. 한겨울에 운동을 해서 근육을 태워서 내는 땀, 심한을 많이 발산하면 몸이 가벼워지고 저항력, 면역력이 증강되는 것도 다 그런 이유에서다. 그런 이유에서 동계훈련이 필요하다.

영적으로 사랑의 온도라 말할 수 있다.

형제를 사랑한다고 말을 하면서 실제 행동으론 아무것도 안한다면 영적인 저체온증이라 할 수 있다.

사람은 생각하는 만큼 행동하게 되어있다. 사랑하면 몸도 마음도 움직이게 되어있다.

영적인 저체온증에 걸려있으면 아무 감동이 없다. 냉랭하고 차가운 마음, 용서하거나 이해하지 않으려는 마음, 이웃에 대해 아무런 관심 없는 마음, 같은 교회에서 옆자리에 앉아 예배를 드려도 눈 한번 마주치지 않는 마음, 냉랭한 마음이 얼마나 많은지 모른다.

건강한 몸은 체온으로 증명된다고 한다.

마찬가지로 건강한 영혼도 사랑의 온도로 나타난다.

사랑이 풍부한 사람, 이웃에 관심이 있는 사람, 행동으로 나타나는 사람은 영적으로 건강한 사람이다. 신앙생활을 하면 할수록 느끼는 것은, 신앙생활은 개인적이 아니라 관계적이라는 것이다. 하나님을 사랑한다면 그건 반드시 이웃과의 관계를 통해 드러난다는 것, 사람과의 관계, 물질과의 관계를 통해 사랑으로 나타난다고 하는 것이다. 사랑의 체온이 올라가는 것, 영적으로 저체온증에 빠지지 않는 것이 진정 건강한 영혼이 아닐까 생각해본다.

사랑의 온도, 몸의 체온을 높이는 생활습관을 갖자. 건강한 생활습관을 가져야 생활습관병에서 자유하게 되기 때문이다.

18. 웃음의 힘

생활습관병의 예방과 치료

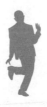

생 활 습 관 병 의   예 방 과   치 료

웃음의 힘

"웃는 사람은 웃지 않는 사람보다 더 오래 산다,
건강은 실제로 웃음의 양에 달렸다."_제임스 월쉬

웃음은 그렇다. 웃음의 힘은 우리의 수명을 좌우한다.

오래 살고 못사는 것은 얼마나 많이 웃느냐 아니냐에 달려있다고 해도 과언이 아니다.
그럼에도 불구하고 많은 사람들이 이 사실을 잘 모른다. 웃음에 대해 너무 과소평가하고 있는 실정이다.

사람의 뇌는 한번 크게 웃을 때마다 엔도르핀을 포함한 21가지 쾌감 호르몬을 쏟아내는데 그 중 엔케팔린이란 호르몬은 모르핀보다 300배나 강한 통증 완화 효과를 낸다고 한다.
웃음이야말로 최고의 명약이자 웰빙 노하우인 셈이다.
웃음은 암 예방에도 큰 도움이 되고 웃으면 살도 빠진다.
여자들이 남자보다 7년정도 더 오래 사는 것은 여성들이 남자보다 더 잘 웃기 때문이라는 보고도 있다.

웃음은 심장을 부드럽게 안마해주어 혈액순환을 돕는다.
웃음은 긴장을 풀어주고 친근감을 주어 많은 친구를 사귀게 도와준다.
사람은 누구든지 잘 웃는 사람을 좋아한다. 잘 웃고 크게 웃고 밝게 웃는 사람을 좋아한다. 그런 사람을 싫어하는 사람은 아무도 없다. 그럼에도 불구하고 그렇게 잘들 웃질 않는다. 웃고 싶지 않아서가 아니라 웃을 줄을 모르기 때문이다.

어릴 때부터 잘 웃고 많이 웃고 크게 웃는 습관을 키우지 못했기 때문이다. 그래서 정작 웃을 일을 당하면 잘 웃지도 못하고 기껏 웃어도 손으로 입을 가리며 안 웃는 것처럼 위장하기도 하는지 모른다. 맑고 진실한 웃음은 자신이 선한 사람임을 반영하는 것이다.

웃음요법 치료사들은 사람이 한 번 웃을 때의 운동 효과는 에어로빅 5분의 운동량과 같다고 주장한다.

웃음이 주는 효과를 보면,

웃음은 스트레스를 진정시키고 혈압을 떨어뜨리며 혈액 순환을 개선시키는 효과가 있다.

웃음과 자연살상세포에 대한 재미있는 상관연구가 있다.

우리 몸에는 자연살상세포라고 불리우는 NK세포가 있는데 이것은 인체의 수많은 면역세포들 중의 하나이다. 말 그대로 암세포 등 우리 몸에 해로운 세포나 바이러스를 스스로 찾아서 죽이는 역할을 한다.

웃음이 암 극복에 도움이 되는 가장 큰 이유는 바로 이 NK세포가 웃을 때 활성화되기 때문이다. 특히 NK세포는 암세포의 DNA를 절단하거나 세포자체를 파괴하여 죽일 수 있을만큼 강력하다는 것이 증명되고 있다.

NK세포가 10% 정도 활성화되면 질병의 예방이나 암세포 파괴 등에 영향을 줄 수 있다고 보고되고 있다.

코미디 프로를 보고 크게 웃으면 NK세포의 활성도가 3%정도 높아진다. 반면에 재미없는 교양프로를 보고 웃지 않으면 2%이상 낮아진다.

　많이 웃어서 NK세포의 활성도가 높아지면 바이러스와 암세포에 대한 인체의 면역기능이 높아지는 것은 당연하다. 웃음이 감기에도 걸리지 않게 하고 빨리 낫게 하기도 하며 암 예방에도 큰 효과가 있다는 것은 이미 알려진 보고다. 다른 말로 하면, 잘 웃지 않으면 감기에도 잘 걸릴 뿐 아니라 암에도 쉽게 노출이 된다는 말이다.

　웃는 것의 힘, 웃음의 힘이 그만큼 크고 중요하다는 말이다.

　웃지 않으면 NK세포도 힘이 빠진다.

　웃지 않으면, 즉 우울해지면 NK세포도 함께 우울해지고 심할 경우 완전히 무기력해진다. 맥이 빠지는 것이다. 그리고 결국에는 하나 둘씩 죽고 만다.

　첨단의학도 정복하기 힘든 암세포를 스스로 찾아내 파괴시켜 버리는 막강한 NK세포가 우울한 마음 때문에 그렇게 쉽게 죽어버릴 수도 있다는 사실이 놀랍다.

　NK세포는 헌병이라고 생각하면 된다.

　흔히 면역이라고 하면 항체를 생각한다. 항체는 예방주사를 통해 우리 몸 안에 생기게 할 수 있다. 그래서 세균이나 독감 바이러스 같은 외부의 적이 침입해도 이겨낼 수 있다. 하지만 암세포는 다르다.

　암세포는 외부의 적이 아니라 우리 몸의 정상세포가 돌연변이를 일으켜 발생한 강력한 내부의 적이기 때문인데 이 암세포를 공격할 수 있는 최선의 무기가 바로 NK세포이다.

항체가 보병이라면 NK세포는 숨어있는 내부의 적을 찾아내 사살하는 헌병인 것이다.

NK세포의 세계, 그 놀라운 기능을 알기 위해선 면역 시스템을 알아야 한다.

면역이란 자신과 상대방을 구별해서 자신과 다른 존재를 제거하는 인체의 방어시스템이다. 그래서 면역세포는 적을 물리치는 군대에 비유된다.

자신과 다른 존재, 즉 아군과 적의 인지여부, 피아식별여부는 단백질 구조를 통해 파악한다. 면역세포들은 심장 뒤에 붙어있는 흉선에서 자기 몸의 단백질 구조를 배우고 익힌다.

흉선은 마치 신병훈련소와 같다.

훈련을 마친 면역세포들은 인체 내부를 돌아다니면서 단백질 구조가 자신과 다른 이물질, 즉 바이러스나 세균 등을 찾아내 죽인다. 백혈구의 약 40%가 이런 면역세포들이다.

여러 종류의 면역세포들 중에서 암세포와 같은 강력한 적을 상대하는 것이 바로 NK세포이다.

NK세포는 수상한 세포를 발견하면 단백질 구조를 파악해서 적인지 아군인지 구분해 낸다. 적이라고 판단되면 암세포에 조심스레 접근해서 표면의 세포막에 구멍을 뚫는다. 그리고 그 구멍을 통해 수분과 염분을 투입한다. 폭탄을 투하하여 파괴하는 것이다.

결국 암세포는 파괴되고 NK세포는 또다른 적을 찾아 나선다. 이렇게 NK세포는 우리 몸속에서 헌병역할을 하고 있다.

지금 이 순간에도 우리 몸 어디에선가 수많은 NK세포들이 이런 엄청난 작전을 수행하고 있다. 이렇게 활발히 작전을 수행해 주어야 우리가 활력을 얻을 수 있다.

우리 몸과 마음이 평온하고 활기가 있어야 면역계에 생기를 불어넣는 호르몬이 방출되고, 그 영향을 받은 NK세포 역시 힘을 얻는다. 여기서 가장 효과적인 것이 웃음이다.

크게 웃는 만큼 NK세포의 숫자가 늘어나고 움직임도 활발해진다.

그리고 NK세포가 자신의 역할을 활발히 수행하는 시간만큼 우리의 세포 하나하나가 더 오래 건강하게 살 수 있다. 이는 곧 웃는 것만으로도 우리의 수명이 길어질 수 있다는 것을 의미한다.

미국 볼 메모리얼 병원 건강안내서에 따르면,

15초의 웃음으로 분비되는 엔돌핀의 양과 NK세포의 활성도 증가량이 면역계 등 우리 몸에 미치는 영향을 수명으로 환산한 결과 이틀간의 수명 연장 효과가 있다는 보고를 하고 있다.

반면에 스트레스는 NK세포를 죽인다.

웃음의 적, 스트레스는 면역세포의 적이다.

일본에서 연구한 보고에 따르면,

스트레스를 받았을 때 NK세포의 활성도는 약20% 줄고, 스트레스를 해소시켜 주었을 때의 활성도는 약30%가 증가하는 것으로 나타났다. 즉, 스트레스의 유무에 따라 무려 50%나 활성도가 차이난다는 말이다.

스트레스는 또 암세포에도 영향을 미친다.

스트레스가 많을수록 종양의 크기가 커진다는 것이다. 실제로 스트레스를 가했을 때, 종양의 크기는 스트레스가 해소되었을 때보다 약10% 정도 성장하는 것으로 나타났다.

암세포의 크기가 스트레스 때문에 변한다는 것은 곧 NK세포 등 암과 싸우는 면역세포가 제 역할을 하지 못한다는 것을 의미한다. 스트레스가 NK세포를 무력하게 만드는 사이, 암세포는 계속 성장하는 것이다.

스트레스를 받으면 코티졸 호르몬이 분비된다.
이것은 스트레스를 받았을 때 분비되는 대표적인 호르몬이다.
코티졸의 증가는 우리 몸의 기능 전반에 악영향을 미친다.
면역을 억제시키고 감염을 일으키고 기억력을 감소시키는 등의 작용을 한다.

웃음은 한마디로 우리 몸이 만들어낸 '스트레스 해소 메커니즘'이다.
미국에서의 연구도 같은 결과를 보고한다.
크게 웃고 난 뒤 스트레스 호르몬의 변화를 관찰하였더니 코티졸과 도파 등 대표적인 스트레스 호르몬들이 팍 줄었다. 코티졸은 50%나 감소했고, 도파 역시 30%이상 줄었다. 동시에 NK세포 등 면역세포는 활성화되어 면역체계가 강화되었다. 그 뿐 아니다. 면역력, 즉 우리 몸의 방어력이 유지되는 시간에도 웃음은 긍정적인 영향을 미친다.

한번 크게 웃으면 12시간까지 그 효과가 지속되며 웃음에 대한 기대감만으로도 인체는 놀라운 반응을 보인다. 우울증에도 확실한 치료효과가 있음은 물론이다. 문제는 우울증 환자들이 여간해서는 잘 웃지 않는다는 것이다.

우리가 크게 웃으면 우리 몸속에 있는 600개의 근육 중 250개 정도가 영향을 받는다고 한다. 웃음으로 이들 근육은 수축되고 그로 인해서 우리 몸의 신진대사가 잘 이루어진다.
운동효과를 측정해보니 웃을 때의 에너지 소모량은 5킬로칼로리 정도인데, 이것은 시속 6킬로의 속도로 9분 동안 빨리 걷는 운동효과와 같은 것으로 나타났다.

웃음의 운동효과가 생각보다 크다는 것이다.

웃음은 뇌를 식혀준다.

두한족열(頭寒足熱) 즉 머리를 차갑게 하라는 것은 비단 한의학에서만 강조되는 것이 아니다. 서양의학에서도 머리를 차갑게 하는 것이 좋다는 말에는 이견이 없다.

차가운 머리를 강조하는 것은 동서고금을 막론하고 통용되는 건강수칙 중의 하나다.

한의학에서는 수승화강(水昇火降)이 건강의 요체라고 해서, 물은 위로 올라가고 불은 밑으로 내려가는 것이 건강이라고 본다. 물이 위로 올라가면 머리가 차가와지고, 불이 밑으로 내려가면 아랫배 쪽이 따뜻해진다. 대부분의 병이 불이 머리 위로 올라가서 머리가 더워지고 뜨거워지고 배꼽아래가 차가와지고 냉해져서 생기는 병이다.

웃기만 해도 머리가 차가와진다는 것이 의학적으로 인정받고 있다.

크게 웃으면 벌어진 입을 통해 외부의 찬 공기가 대량 유입되기 때문에 머리의 온도가 낮아진다는 것이다. 한마디로 웃음이 뇌의 냉각기, 즉 스트레스 등으로 과부하가 걸린 뇌를 식혀주는 기능을 하고 있다는 뜻이다.

웃음이 뇌를 자극한다. 억지웃음이라도 필요한 두 번째 이유는,

눈, 코, 입 등 얼굴을 움직이는 근육의 신경은 바로 뇌와 관련되어 있다.

따라서 불쾌하고 짜증난 일만 있고 도대체 웃을 일이 없더라도 억지로 웃으면 얼굴근육의 신경이 뇌를 자극하게 된다. 그렇게 되면 뇌는 마치

즐거운 일이 있었던 것처럼 엔돌핀과 같은 면역력을 높이는 신경전달물질을 분비한다.

미국 캘리포니아 대학의 연구에 따르면 억지로 웃는 것도 실제로 우스워서 웃는 것과 같은 효과를 지닌다고 했다.

억지로 웃더라도 숨을 더 많이 쉬게 되고 심장 박동수가 늘어나며 에너지가 증가한다. 연구결과 우리 몸에 이로운 생화학적 반응이 나타나는 것을 확인 할 수 있었다고 말한다.

웃는다면 자신 뿐 아니라 주변 사람들의 건강에도 큰 도움이 된다.
웃음은 전염되기 때문이다. 한국인은 웃음에 인색하다. 웃을 때도 입을 가리고 웃는 것이 미덕이다. 때로 웃는다고 시비를 거는 사람도 있다. 웃음이 최고의 보약이다. 그건 값싼 것처럼 보이기도 하지만 실은 제일 값이 나가는 보약이다. 그만큼 효과가 좋기 때문이다.

한의학에서 웃음은 심기에 속하는 감정이다. 우리 몸의 일곱가지 감정 중에서 기쁨의 감정 희(喜)는 심장에 속하는 감정으로서, 웃으면 심장을 튼튼하게 하고 강하게 해서 오래 살 수 있고 무병장수하게 만든다고 되어 있다. 웃으면 기가 가벼워져서 통기가 잘되어, 기가 막혔던 곳들이 풀어지고 해소되는 효과도 있다. 무릇 기가 잘 통하면 아프지 않는 법이요, 기가 잘 통하지 못하면 아프게 되는 법이다.

말기 암 환자가 웃음으로 활력을 되찾고 회복되었다는 예가 많다.
웃음은 하나님이 우리에게 주신 멋진 선물이다.
"항상 기뻐하고 감사하라"고 말씀하고 있다.
그건 곧 많이 웃으라는 말씀이다. 기뻐하고 감사하는 사람이 많이 웃고 크게 웃고 잘 웃는 것은 당연하다.

감사하고 웃고 기뻐하고 즐거워하면 영적인 기운이 팽팽 가볍게 잘 돌게 된다.

웃으면 복이 온다는 말은 다 아는 상식이지만 그게 쉽지 않다.

알고 보면 웃는 것도 습관이다. 생활습관이다. 웃는 습관을 가진 사람은 자꾸 더 웃을 거리를 만들고 화내는 습관을 가진 사람은 자꾸 화낼 거리만 만든다. 웃는 습관을 가진 사람에겐 아무것도 아닌 일도 자꾸 웃음이 나오고, 아무것도 아닌 사소한 일도 감사하게 여겨지고 기쁘게 보인다. 사람은 보고 싶은 대로 보고 듣고 싶은 대로 듣고, 생각하고 싶은 대로 생각하는 존재이기 때문이다.

웃는 것도 습관이다. 화내는 것도 습관인 것처럼 웃는 것도 습관이다. 삶의 현장에서 웃는 연습을 많이 하고 웃는 습관을 기르면 건강에 얼마나 유익한지 모른다.

베려고 생각하면 풀 아닌 것이 없고, 품으려고 생각하면 꽃 아닌 것이 없다고 했다. 풀도 자세히 보면 꽃이다. 웃음 역시 마찬가지다. 삶의 현장에서 웃으려고 생각하면 우습지 않은 것이 없다. 화낼 일도 자세히 보면 우스운 일이다. 웃음의 눈으로 보고, 웃으려고 마음먹으면 그렇게 웃음이 나온다. 웃음의 습관이 우리의 영과 육 건강에 얼마나 좋은지는 아무리 강조해도 결코 지나치지 않다.

사람은 그렇다.

우스워서 웃는 것이 아니고, 자꾸 웃으면 웃을 일이 많이 생긴다.

생활의 현장에서 크고 작은 일들을 통해서 자꾸 웃을 거리를 찾아내는

것이 얼마나 필요하고 지혜로운 일이란 것을 임상을 하면 할수록 깨닫고
확인하게 된다.

19.

사춘기고착

생활습관병의 예방과 치료

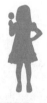

생 활 습 관 병 의   예 방 과   치 료

사춘기고착

한의학 고서인 황제내경 소문 편에 보면, 남자 16세에 천계가 지하고, 여자 14세에 천계가 지한다고 했다.

천계(天癸) 지(至)한다는 말은 요즘말로 표현하면 사춘기에 접어들어 2차 성장이 시작된다는 뜻이다. 남자는 남자로서 남성다움이 시작되고, 여자는 여자로서 여성다움이 갖춰지기 시작한다는 말이다.

그래서 남자는 16세부터, 여자는 14세부터 2차 성장이 시작되어 성징이 발달한다는 뜻으로 해석이 된다.

요즘 들어와서는 그 시기가 많이 빨라졌다. 특히 여성의 경우 더 빨라져서 아직 10세를 넘기지 않아서 생리가 터지는 2차 성장을 일으키는 아이들도 많이 있다. 천계가 지하는 시기가 훨씬 앞당겨진 것이다.

환경적 요인, 영양학적 요인이 큰 것으로 보인다. 이전보다 좋은 음식을 많이 먹는 것도 원인이 되지만, 각종 환경호르몬이 들어있는 유해음식을 많이 섭취하는 것도 천계가 일찍 지하게 되는 소인중의 하나가 된다고 본다. 아이들이 즐겨 먹는 패스트푸드나 인스턴트 음식등이 모두 천계를 일찍 지하게 만드는 원인이라는 보고가 속속 올라오고 있다.

천계가 지하는 시기가 사춘기시절이다. 사춘기 때에는 이성에 대한 불타는 마음이 생긴다. 한의학에서는 이것을 상화(相火)라고 한다. 서로를 향한 불타는 마음이란 뜻이다. 그래서 남녀상열지사라고 하면 서로를 향해 불붙는 연애감정을 일컫는 말이다. 사춘기 시절에는 이렇게 상화가 동해서 마음이 뜨겁게 불타올라야 한다. 그게 정상이다. 정상적인 사람은 사춘기 시절에 상화가 활활 타는 경험을 한다.

그런데 한창 상화가 타올라야 할 사춘기 시절에 공부나 신앙 등을 이유로 상화를 억누르고 압박해서 억제를 하면 그게 남아 문제가 된다. 제때 건강하게 태우지 못한 상화의 찌꺼기는 나중에 무서운 폭탄으로 남아 터지게 된다. 이른바 사춘기다. 인생의 중년, 후반기에 이르러 폭탄처럼 폭발해버리는 무서운 무기가 된다.

그때까지 태워지지 못한 상화는 인격형성에도 많은 영향을 미친다. 장성해서 어른이 되어도 정신적, 정서적 성장은 어린아이에 고착되어져 있다. 이른바 사춘기고착이다. 그래서 마치 어린아이들처럼 생각하고 행동하고 말한다. 나이에 걸맞지 않은 처신으로 말미암아 많은 문제를 일으킨다. 특히 중년기에 되어 늦바람으로 나타나는 경우가 많다. 감정도 질량불변의 법칙을 따른다. 우리의 뇌리에 한번 새겨졌던 감정은 표현하지 않는다고 해서 없어지는 것이 아니다. 깊은 마음속 그대로 잠재해 있다가 다음에 언제 어디서 어떻게 튀어나올지 모른다. 그때는 정상감정의 몇 백배 몇 천배의 강도로 터진다. 사춘기고착이 그래서 무서운 게다.

한의학에서는 기역(氣逆)이라고 푼다. 기가 거스린다는 뜻이다. 기가 거꾸로 돈다는 말이다.

막혀야 할 곳이 뚫리고 뚫려야 할 곳이 막히면 기가 거꾸로 도는 기역현상이 생긴다. 기가 역하게 되면 생각도 말도 행동도 모두 거꾸로 된다. 정상인으로서는 도무지 생각할 수도, 상상할 수도 없는 마음과 생각, 말과 행동을 하게 된다. 사춘기 때 건강하게 처리되지 못한 잔재들이 훗날 터지는 것이다.

실제로 있었던 일이다.

서울의 한 작은 신학대학의 48세 된 교수 김박사.

서울대학을 졸업하고 독일의 튀붕겐 대학에서 박사학위를 받은 인재다. 그가 서울소재 한 신학대학에 교수로 왔다. 그러던 어느 날 교수회의 시간, 김박사의 엉뚱한 발언에 교수들이 난색을 표하자

한 노교수가 발언을 했다.

- 김박사님, 제가 보기엔 그 제안은 현실성이 없어 보입니다.

김교수의 얼굴이 발개졌다.

윗 통을 벗어 재끼더니 그 노교수에게 다가갔다.

그리곤 눈에 쌍심지를 켜며 이렇게 말했다.

- 야 이 ㅆㅂㄴㅁ ㅅㄲ(始發奴無色旗)야!

노교수를 비롯한 모든 교수들은 혼비백산 했고, 회의는 당연히 중단되고 말았다.

몇 달 뒤, 또다시 교수회의가 있었는데, 이번에도 김교수가 시의에 부적절한 발언을 했다.

이번엔 젊은 교수가 제지를 했다. 그러자 김교수의 얼굴이 또 발그레지더니 눈알을 부라리며 웃통을 벗는다. 그리곤 그에게 다가가 똑같은 말로 고함을 지른다.

- 야 이 ㄱㅅㄲ(改色氣)야!

또 한 번 교수회의는 풍비박산이 되었고, 그날 이후 그 교수가 학교를 떠날 때까지 다시는 교수회의가 열리지 않았다고 한다. 지금은 강원도 어느 골짜기에서 정신치료를 받고 있는 김교수의 이력을 보면 이렇다.

그는 어릴 때부터 공부만 한 사람이었다. 아니 정확하게 말하면 열심히 신앙생활하면서 공부도 열심히 한 모범생이었다. 학교와 교회, 집밖에는

아무것도 몰랐던 사람이다. 학교를 마치면 집에 오는 길에 꼭 교회를 들렀고, 교회에서 혼자 기도하고 돌아오는 것을 잊지 않았던 사람이다.

그는 늘 말했다. 예수님 한분이면 된다고, 오직 예수, 예수 한분만이면 된다고, 그분이 나의 모든 것이라고...

그의 신앙은 그랬다.

그에겐 예수님 이외의 어떤 사람도 눈에 들어오지 않았다.

그는 그렇게 공부, 교회, 그리고 집밖에 몰랐던 사람이다.

당연히 공부는 잘했고 서울대학을 갔다. 그리고 독일에 유학해서 박사학위까지 받아 왔다.

사람은 누구나 사춘기 시절에는 이성에게 관심이 생긴다. 이성과 얘기도 하고 싶고, 사랑의 감정도 느껴보고 싶다. 그리고, 가슴설레는 기쁨과 희열 뿐 아니라 처절한 실패와 슬픔, 그리고 그에 따른 고통도 맛보게 된다. 사춘기 때는 그렇게 경험해야 한다.

그렇게 해야한다. 그게 거쳐야 할 정상적인 과정, 필수코스다. 그렇게 느끼고 경험해야 건강한 정신이 된다.

그런데..

한창 사춘기를 경험해야 할 때, 공부나 신앙 등으로 억누르고 포기하고 눈감고 지내면, 우리 속에는 깊은 골, 상처가 생긴다. 그 상처는 그대로 아무는 것이 아니다. 나중에, 한참 시간이 지나고 났을 때 터진다.

나이 40이 되어 이제 장년이 되어야 할 때, 그때까지도 그의 내면의 자아는 여전히 청소년기를 벗어나지 못한다. 그래서 외적으로는 나이 40의 어엿한 중년이건만, 정신적으론 여전히 사춘기 청소년에 머무르게 된다.

그의 생각과 사고는 청소년기에 고착되어 있어서 항상 자기중심, 자기 본위, 자기 의에 강하게 집착한다. 일에 대한 평가, 일에 대한 얘기를 자신의 인격에 대한 거부로 생각하고 모욕을 느낀다. 아무도 그렇게 말하지 않았는데 혼자서 깊은 열등감과 수치심에 사로잡히다가 남을 향한 극단적인 분노로 표출이 된다.

성적으로도 마찬가지다. 사춘기고착에 빠진 사람들은 이제 갓 피어나는 젊은 이성들에게 필이 꽂힌다. 그래서 바람이 난다. 사춘기 시절에 아름답게 피어보지 못한 정서는 평생 부는 늦바람이 된다. 어쩌면 죽을 때까지 계속될지 모른다. 그는 아무리 나이가 많이 들어가도 그의 정신은 죽을 때까지 사춘기의 청소년일 뿐이기 때문이다. 아무리 바람을 피우지 말라고 해도 못 말린다. 이것은 자신도 어쩔 수 없는 일이다.

영적으로만 해석할 문제가 아니다. 사춘기고착에 빠져 대인관계와 이성관계에 큰 문제를 일으키고 있으면서도 자신은 모르는게 아니라 안다. 영적으로 바르지 못하며 죄 중에 있다는 것을 본인도 잘 알고 있다. 하지만 그럼에도 불구하고 통제가 안되는 것은 자신의 정신세계가 이미 사춘기 고착에 빠져있기 때문이다. 그건 영성의 문제가 아니다. 더 이상 영성의 문제가 아니라 인성의 문제다. 인격의 문제다.

자아중심, 자기 의에 빠져 헤어 나오지 못하는 것은 결국 인성의 문제이지 영성의 문제가 아니다. 영성이 없는 사람이라면 기도도 안하고 말씀도 안보고 하나님도 찾지 않을 것이다. 하지만 영성은 있지만 인성이 부족한 사람은 하나님도 찾고 기도도 많이 하고 신앙생활은 열심히 하지만 인간적인 죄, 악하고 음란한 죄에 빠져 부도덕한 짓을 멈추지 못한다. 성경에도 있듯이 "경건의 모양은 있으나 경건의 능력은 없는 것"은 더 이상 영성의 문제가 아니라 인성의 문제다. 어릴 때부터 잘못 형성된 인격 때문에 커서도 죽을 때까지 영성에 엄청난 방해가 되고 있는 것이다.

그런 의미에서 건강한 어린시절, 건강한 사춘기를 보낸다는 것이 얼마나 중요한지 모른다.
한의학적으로 볼 때, 천계가 한창 지해야 할 시기에 마음껏 지할 수 있게 환경을 만들어주고 상황을 허락해주는 것이 얼마나 중요한지 모른다. 그런 의미에서 가장 영적인 문제는 가장 인간적인 문제라고 하는 말에 공감이 간다.

20.

전립선 질환

생 활 습 관 병 의 예 방 과 치 료

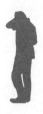

생 활 습 관 병 의   예 방 과   치 료

전립선 질환

전립선이란 앞에 서 있는 샘이라는 뜻으로 방광 바로 앞에 위치한다. 이 것은 생식기관의 일종으로 정액성분의 일부를 이룬다. 이 전립선 안에는 포도송이와 같은 샘이 많이 들어 있다. 이 샘물은 정자에게 영양분을 공급하고 정자의 운동성을 증가시키고 동시에 임신의 가능성을 높여준다. 호도 알만한 크기에 약 15~20gm정도의 무게를 가지고 있다. 이 전립선 가운데로 요도가 관통하고 있다.

그래서 전립선이 커지면 요도를 눌러 소변보기가 불편해진다. 이 전립 선은 인종과 식생활 유전인자의 영향을 받아 비대증이 생기기도 한다. 즉 서양이 동양보다 환자가 많고 육식주의자가 채식주의자보다 많고 가족 중에 이 질병의 기왕력이 있으면 이 질병의 확률이 높다.

남성 정액의 30%는 전립선에서 만들어진다. 특히 정자에게 영양분을 공급하고 정자의 운동성을 좋게 하기도 한다.

전립선질환은 크게 3가지로 대별할 수 있는데, 세균감염이나 소변의 역 류에 의해 염증이 생기는 전립선염과 호르몬의 영향과 나이가 들면서 점 차 조직이 증식되어 요도를 압박하여 소변보기가 어려워지는 전립선비대 증, 그리고 전립선내의 암세포에 의해 생기는 전립선암으로 구분할 수 있 다. 한국인의 전립선질환은 서양인에 비해 전립선염이 많은 것이 특징이 고, 전립선암의 빈도는 매우 낮으며, 노인인구의 증가로 전립선비대의 빈 도는 점차 증가하고 있다.

전립선염의 원인은 매우 다양한데 특별한 원인 없이 신경성, 긴장성으로 오는 수도 있다.

회음부에 묵직하고 불쾌한 통증을 유발하는 전립선염은 재발이 잦은 난치병이다. 50대 이후 주로 나이든 남성에게 많이 나타나는 전립선비대증이나 암과는 달리, 전립선염은 30대와 40대의 비교적 젊은 층의 남성에게서 많이 발병되는 것이 특징이다. 전립선염은 크게 세균성과 비세균성으로 나뉜다.

세균성의 경우 항생제로 효과적으로 치료할 수 있는 데 반해, 비세균성의 경우에는 치료수단이 뚜렷하지 않다. 대개 염증과 통증을 줄이는 약물치료를 받는다.

심한 경우는 발기부전과 조루 등 성기능장애로도 연결되며 결혼생활에 지장을 주기도 한다. 정신적 긴장과 스트레스는 확실히 증세를 악화시키는 원인중의 하나다.

장시간 앉아서 생활하는 것도 물론 나쁘다.

전립선염에는 좌욕이 도움이 된다.

40도씨 내외의 따뜻한 물에 몸을 배꼽까지 담그고 10~20분 회음부의 긴장을 풀어준다. 아침저녁 두 차례만으로도 통증이 줄어든다. 회음부에 찜질을 해줘도 좋다. 견딜 수 있을 정도의 다소 뜨거운 찜질팩이나 방석 크기의 전기 찜질기를 회음부에 깔고 몇 시간 앉아 잇는다.

한방적으로는 아랫배 쪽의 관원, 중극 등의 혈에 따뜻하게 찜질이나 뜸을 하기도 한다.

일부 전립선염은 성병의 후유증으로 생기기도 하지만 대부분은 성병과 무관하다. 따라서 성병과 관련지어 생각할 필요는 없다.

또, 확실한 치료수단이 없으므로 뿌리를 뽑는다는 완치의 개념보다 친구처럼 같이 살아간다는 생활개념으로 치료하는 것이 필요하다. 전립선염은 생활에 불편하기는 하지만 그 자체로 심각한 후유증을 남기거나 생명을 위협하지는 않는다.

 전립선비대증은 전립선이 커지면서 배뇨장애를 일으키는 질환이다. 전립선의 크기는 보통 밤톨만 한데 비대증에 걸리면 귤 크기로 커지기도 한다. 전립선이 커지면서 전립선을 관통하는 요도가 좁아지므로 소변보기가 힘들어진다. 소변줄기가 가늘어지고 밤에 서너 차례 이상 깨어나 소변을 본다. 소변을 자주 본다는 것은 한 번에 보는 소변량이 많지 않고 시원치 않다는 뜻이다. 요속도 약해서 오줌줄기가 가늘게 나오고 포물선도 작게 그려진다. 소변을 본 후에도 잔뇨감이 남아 시원치 않은 것은 물론이다.

 전립선암은 좀 다르다.
 주로 대접을 받느라 앉아있는 시간이 많고 산해진미의 기름진 식사를 즐기는 생활습관이 되어져있는 사람들에게 많다.
 실제 전립선암에 가장 좋지 않은 생활습관이 오래 앉아 지내는 이른바 좌식문화와, 지방이 많은 붉은색 살코기를 자주 먹는 식사습관이다.
 현재 전립선암은 전체 남성 암의 2.8%로 위암과 폐암, 간암과 대장암, 방광암에 이어 6번째로 발병률이 높은 암이지만 증가율 측면에서는 다른 암과 비교해 가장 빠른 증가속도를 보이고 있기도 하다.

 실험결과, 소고기와 돼지고기 등 붉은색 살코기의 섭취가 전립선암과 밀접한 관련이 있는 것으로 나타났다. 한국과 일본 등 전립선암이 드문 나라의 사람이 미국으로 이민 와서 스테이크나 햄버거 등 붉은색 고기를 많이 섭취하면 미국인처럼 전립선암이 많이 발생하는 것으로 보고되고 있다. 결론적으로 전립선암은 인종이나 개인의 유전적인 차이보다 식생

활 등 후천적인 생활습관에서 비롯된다는 것이 증명되고 있다.

전립선암을 예방할 수 있는 식품 5가지를 소개한다.

마늘과 토마토, 녹차, 콩, 생선이다.

중년 이후의 남성이라면 이들 식품을 골고루 먹는 것이 전립선암 예방에 도움이 된다.

이들 다섯가지 식품은 많이 먹어도 탈이 없고 소화도 잘 되며 값도 싼 음식들이다.

하나님이 우리에게 주신 정말 좋은 것들은 하나같이 흔하고 값이 싸다는 공통점이 있다.

그 외에도 **전립선 질환에 좋은** 음식으로는, 배추, 채소, 수박, 클랜베리, 굴, 가지 등이 있다.

전립선 질환에 특히 나쁜 음식으로는,

우유나 유제품, 음주, 포화지방산, 과용량의 아연, 적색 구운 고기.

여기서 적색 구운 고기라는 것은 주로 쇠고기나 돼지고기를 직화로 불에 구운 것을 말한다.

적색 고기라 하더라도 삶은 것은 괜찮다는 뜻이기도 하다.

다행히 전립선암은 갑상선암과 더불어 치료가 가장 잘 되고 예후가 좋은 암으로 분류된다. 그러나 조기발견이 중요하다.

초기에는 증상이 없는 경우가 많으며 진행되면서 배뇨장애와 함께 통증이 일부 나타날 수 있다. 직장수지검사를 통해 돌처럼 딱딱한 느낌이 오면 전립선암을 의심할 수 있다.

전립선암 조기발견에서 가장 중요한 수단은 PSA(전립선 특이항원)라는 혈액검사이다. 이것이 4ng/ml를 넘어가면 전립선암일 가능성이 크다.

전립선암은 예후가 좋긴 하지만 치료 후 발기부전이나 배뇨장애 등 후유증이 생길 수 있다. 특히 남성이 발기부전 등의 성신경쇠약에 빠지면 정신적으로도 위축이 되어서 우울증에 걸릴 확률도 높아진다.

모든 암이 그러하지만 전립선암도 물론 예방이 중요하다.

기름진 육류와 안락한 생활을 피해야 한다. 특히 의자에 앉아있는 시간이 길수록 전립선에 좋지 않다. 대통령 같은 국가원수나 기업체 사장에게서 전립선 질환이 많은 것도 그렇다. 꽉 쪼이는 바지를 입거나 자전거 타기를 많이 하는 것처럼 하체가 밀착되어 전립선에 하중이 가해지는 운동도 좋지 않다. 전립선으로의 혈액순환을 방해하기 때문이다.

채소를 즐겨먹는 것이 도움이 되며 가능하면 자주 일어나 운동하는 것이 좋다.

운동으로는 테니스나 배드민턴, 달리기, 빨리걷기 등이 도움이 된다. 특히 골반안쪽에는 어혈이 잘 생긴다. 남자의 전립선이나 부인들의 자궁, 난소 등 골반 안에 있는 기관에는 어혈이 많이 생겨서 어혈로 인한 혹이나 염증이 잘 생길 수 있고, 약을 써도 효과가 없을 수 있다. 특히 전립선은 벽이 두터워서 약물이 잘 침투하지 못하기 때문이다.

전립선 질환에는 약물과 함께 운동요법을 해주는 것이 무엇보다 필요하다. 그렇게 하면 약물로 인한 화학적인 요법과 함께 운동으로 인한 물리적인 요법이 추가되기 때문이다. 한방에서는 기의 순환장애로 본다. 전립선에 기가 응체되어 기색이나 기체가 생기면 혈도 당연히 순환장애가 되어 어혈이 생기기 때문에 혹이나 염증, 암이 되는 것으로 본다. 그래서 기를 잘 돌게하고 풀어주는 치료를 해주면 어혈 등도 자연히 소실되게 마련이다. 그런 의미에서 약물치료와 함께 다리를 많이 움직이는 운동을 병행해주는 것이 필요하다.

한방에서는 신허나 담음으로도 본다.

전립선염증이나 비대증, 암 같은 전립선질환을 모두 신기가 허해지거나 담음이 뭉쳐서 오는 병으로 본다.

신기란 남자의 양기, 즉 정력을 말하는 것인데 정력이 떨어지는 중년이 후에 오는 전립선질환은 대부분 신허로 오는 것으로 보이고, 그 나이 이전에 젊은 사람들에게 오는 전립선질환은 담음이나 기체, 어혈로 본다. 물론 진단에 따라 처방이 다르다.

한방적인 처방은 팔미환, 신기환, 가미 육미환 등이 있다.

전립선암을 예방하는 영양소로는 셀레늄이 필수다.

셀레늄은 토양 속에 포함된 미량원소이다. 미국에서의 임상시험 결과, 혈중 셀레늄 농도가 높을수록 전립선암 발생률이 4~5배 정도 감소했다고 한다. 실제 셀레늄을 5년 동안 복용한 그룹은 그렇지 않은 그룹보다 전립선암 발생률이 60% 감소했다는 보고도 있다.

셀레늄은 체내에서 전립선암 발생을 부추기는 도화선 역할을 하는 남성호르몬의 작용을 차단함으로써 전립선암을 예방하는 것으로 추정된다.

남성호르몬제를 복용하면 전립선암이 생길 수 있으므로 조심해야 한다.

성호르몬의 복용은 항상 위험하다는 생각을 전제로 해야 한다. 여성호르몬제를 많이 먹으면 유방암의 위험이 높고, 남성호르몬제를 많이 먹으면 전립선암의 위험이 높아진다.

셀레늄은 식품으로 취하는 것이 가장 안전하다.

달걀과 고등어에 셀레늄이 가장 많이 들어있다. 그러나 이러한 생선류나 알에 들어있는 것은 주성분이 무기셀레늄인데 이것은 효과가 적고 부작용이 많다. 실제 전립선암 예방을 위해서는 유기 셀레늄이 필요한데 이것은 식물에 많다. 문제는 우리나라 토양 자체에 유기 셀레늄이 풍족하지 않아 작물의 경우에도 셀레늄 함량이 높지 않다는 것이다. 그러나 마늘과 브로콜리, 팽이버섯은 셀레늄을 토양에서 잘 흡수하는 작물이므로 즐겨 먹는 것이 좋겠다. 마늘과 브로콜리, 팽이버섯을 매일 먹는 습관을 하면 셀레늄의 섭취가 충분해진다. 이것은 극소량으로도 충분히 효과를 내는 미량원소이기 때문에 굳이 많이 먹지 않아도 된다. 매일 조금씩 먹는 식습관을 기른다면 좋다.

셀레늄은 토코페롤이라 불리는 비타민 E와 궁합이 잘 맞는다. 비타민 E와 같이 섭취하면 인체 내 흡수율이 최고 30배까지 높아진다는 보고도 있다. 전립선암이 걱정되는 노년 남성이라면 비타민 E와 함께 마늘, 브로콜리, 팽이버섯을 매일 섭취하는 것도 좋다.

대한 비뇨기과 학회가 선정한 〈전립선 건강 십계명〉을 살펴본다.

1) 소변을 오래 참지 않는다.
소변을 참게 되면 압력이 증가하여 전립선은 물론 방광과 콩팥에도 나쁜 영향을 준다.

소변을 오래 참으면 소변이 위로 역류하여 방광과 콩팥에도 독소를 끼칠 수 있다.

2) 따뜻한 물에 좌욕을 자주 실시한다.
좌욕은 염증을 가라앉히며 혈액순환을 개선해 전립선 건강을 돕는다.

한방에서는 우리 몸의 아랫배 쪽은 항상 따뜻해야 하고, 가슴 윗쪽은 항상 서늘해야 하는데 아랫배가 차가우면 전립선 등이 냉해져서 혈액순환 장애와 산소부족증 등이 생기기 쉽다. 암은 산소를 싫어하는 혐기성 조직인데다 체온이 낮은 곳을 좋아하는 저체온성이기 때문에 아랫배를 따뜻하게 좌욕을 해주는 것은 여러 의미에서 도움이 된다.

3) 과음하지 않고 무리하지 않는다.

과음과 피로는 전립선을 붓게 만들어 증세를 악화시킨다.

술을 마시면 몸이 따뜻해지는 것처럼 보이지만 실은 차가와진다. 겉으로는 더워지지만 속에 들어가면 차와진다. 그래서 과음하는 것은 전립선에 직접적으로 해가 되며 무리하는 것 역시 마찬가지이다.

4) 적절한 성생활을 즐긴다.

전립선도 용불용설이다. 쓰지 않으면 용도 폐기된다. 금욕은 전립선에 좋지 않다.

한의학에서는 정기신 삼보라고 해서 우리 몸의 정력을 쓰지 않고 보관하면 늙지도 않고 건강해진다고 하는 견해도 있으나 요즘 들어와서는 재고되고 있는 견해이다. 남성의 정액은 쓰면 쓸수록 재생산이 잘 되고 신진대사가 잘되므로 더욱 건강하게 되고, 안 쓰면 안 쓸수록 전립선에 부담을 주어 염증이나 비대, 암으로 될 가능성이 많다는 견해가 지배적이다.

여성의 경우도 마찬가지이다. 여성은 꽃이기 때문에 물을 받아야 꽃이 핀다. 성생활이 원만치 못해 물을 잘 받지 못하면 꽃이 시들고 말라버리게 된다. 여성 불면증, 불감증, 우울증, 화병의 많은 원인이 남성의 무관심, 성생활의 부재 등으로 밝혀지고 있다.

5) 감기약을 조심한다.

피린계 성분이 든 감기약은 전립선 증세를 급격히 악화시킨다.

감기가 들어도 한약으로 치료하는 것이 그런 의미에서 바람직하다.

6) 규칙적으로 운동한다.

단, 회음부를 꽉 조이는 자전거 운동은 삼간다.

7) 과일이나 채소, 곡물을 많이 먹는다.

과일이나 채소, 곡물 중에서도 원곡류, 통밀류는 기가 가벼운 음식이다. 기가 가벼운 음식을 많이 먹으므로 우리 몸의 기순환을 촉진시키고 체하거나 막힌 것을 뚫어주고 풀어주는 역할을 도와주게 된다.

특히 전립선의 예방을 위해서는 토마토가 좋은 것으로 밝혀지고 있다.

토마토를 불에 약간 삶아서 아마유나 올리브유를 발라 먹으면 토마토내의 리코펜의 흡수가 잘되어 좋다. 전립선 질환에는 토마토만한 식물이 없다.

8) 지방을 제한한다.

지방은 전체 열량의 20% 내외로 줄여서 섭취한다. 쉽게 말해, 고기 특히 기름이 많은 고기를 가급적 먹지 않는 것이 좋다. 전립선 뿐 아니라 대부분의 조직에서의 혹이나 암은 지방질이 원인인 경우가 많다. 특히 중년 이후 나이가 들어갈수록 지방을 제한하는 것은 전립선질환 뿐 아니라 혈관질환, 피의 정결을 위해서도 꼭 필요하다.

9) 소변에 피가 나오면 반드시 의사와 상의한다.

혈뇨는 전립선 뿐 아니라 콩팥 등 다른 생식기관에도 문제가 있다는 것을 뜻한다. 혈뇨는 단 1회라도 또 아무리 소량이라도 의사의 확인이 필요한 심각한 증상이다.

소변에 섞여나오는 피는 붉은 색을 띠지 않기도 한다. 소변이 붉은색으로 나왔다면 피가 아주 많이 나오는 것을 의미하는데, 겉보기엔 정상인 것 같아도 잠혈도 상당히 많다. 특히 남성들의 경우는 정액에 피가 섞여 나오는 경우는 반드시 전립선질환을 의심해보아야 한다.

10) 50세부터 전립선 검사를 받는다.

특히, 남성갱년기를 거쳐 중년에 이르면 전립선이 망가지기 시작하는 때가 된다. 조금이라도 소변에 문제가 있거나 성기능장애, 지루, 조루 등 증상이 있으면 전립선 검사는 기본으로 받아보는 것이 좋다.

우리 몸은 하나님의 영이 거하시는 거룩한 성전이다. 특히, 비뇨생식기는 성적인 문제와 상관이 있다. 성적인 정결함과 청결함을 건사함으로 우리 몸을 더욱더 정결하게 가꿀 수 있다.

예수님이 이 땅의 특징을 한마디로 악하고 음란한 것이라 하셨다. 악하든지 아니면 음란하든지 또는 악하기도 하고 음란하기도 하다는 말이다. 알고 보면 성적으로 깨끗하지 못한 성도들이 많다. 외인들이야 우리가 관여할 바 아니지만, 교중사람들은 우리가 관여허락도 하셨다. 악함의 문제와 음란함의 문제는 우리 그리스도인들이 넘어야 할 산이다. 우리 몸의 성적인 기관, 성기에 문제가 안 생기게 하기 위해 성적인 문제를 더욱더 정결히 할 필요가 있다. 성전 된 우리 몸, 특히 성적인 문제에 대한 경고는 아무리 강조해도 결코 지나치지 않다는 것을 또 한 번 강조한다.

전립선 질환이 물론 성적인 문제 때문에 생기는 것은 아니지만, 그럼에도 불구하고 성적인 문제는 우리 그리스도인들이 더욱더 신경 쓰고 조심해야 할 문제이다. 예수님도 말씀하셨듯이 다른 죄는 몸 밖에 짓는 죄이지만 성적인 죄는 몸 안에 짓는 죄이다. 우리 몸은 우리들의 것이 아니라 하나님의 영이 거하시는 성전이기 때문에 거룩하게 건사해야 한다. 거룩이란 깨끗하게 구별되는 것이라 했다. 깨끗하게 구별되기 위해 가장 중요한 부분이 바로 성적인 부분이다.

21.

불임

생활습관병의 예방과 치료

생 활 습 관 병 의 　 예 방 과 　 치 료

불임

    불임을 임신이 전혀 안 되는 것을 말한다면, 난임이란 임신하기 어려운 것을 말한다. 원래 남자와 여자는 하룻밤만 동침해도 임신이 되게 되어있는데 임신이 잘 안 되는 난임과 불임은 특수한 경우다. 그런데 요즘은 이런 경우가 워낙 많아 특수하다고 말하기도 어려운 실정이다.

    불임과 난임에는 남자에게 원인이 있을 수도 있고 여자에게 있을 수도 있다. 무조건 여자 쪽에만 원인이 있다고 생각하는 것은 잘못된 생각이다.

    한방에서 보는 남성불임의 원인으로는 신기가 약하고 신정이 부족해서 정자 및 정액의 생성이 원활하지 못한 경우가 많다. 원기가 허약하거나 신기가 부족해서 정자의 수가 적은 희소정자증이거나 아니면 사정자체에 문제가 생기는 경우이다. 심하면 조루나 지루 등의 문제가 되기도 한다.

    특히 정액이나 사정에 문제가 있을 경우 성신경쇠약증으로까지 이어져서 노이로제, 신경증, 우울증까지 동반될 수 있다는 사실도 잊지 말아야 한다.

    여성 난임의 원인은 여러가지가 있는데,

    과도한 정신적인 스트레스로 인해 기가 울체되어 활동이 정상적이지 않은 상태로 생리불순, 생리전증후군, 유방이나 유두가 붓거나 통증이 있으며, 한숨이나 화가 잘 나며, 항시 우울해지기 쉬운 간기울결의 원인이 가장 많은데 이때는 개울종옥탕을 써서 울기를 풀어주고 임신과 관계된 경락을 소통시켜 주는 치료를 한다.

그 외에 신허증도 있는데 이럴 경우는 신장, 자궁생식기 기능, 난소의 기능이 약하여 여성호르몬이 부족하거나 배란이 잘 되지 않기도 하고, 생리불순이나 성욕저하, 허리나 무릎이 시리거나 아프며, 소변이 시원치 못하고 어지럼증이나 귀울림이 동반되기도 한다.

이런 경우는 난소단, 장양단, 온보단, 화원단 등으로 신양을 보하여 치료한다.

비만형 여성들에겐 습담형으로 오는 불임증이 많은데 이것은 속이 울렁거리거나 어지러우면서 기운이 없어서 자꾸 드러눕고 싶은 증상들이다. 습담이 자궁내에 많아 오는 병이 계궁환이나 계지보익탕 등을 써서 치료한다.

또는 어혈형으로 오는 경우도 있는데 이럴 경우는 자궁이나 부속기관에 혹이 생겨서 생리불순, 배란장애, 착상장애, 수정장애 등이 생기는 경우이다. 축어탕으로 치료한다.

이밖에 자궁이 너무 차가워서 마치 얼음처럼 차가와져서 착상이 안 되는 궁한형이 있고, 기운과 피가 모두 부족해서 오는 기혈양허형이 있다.

궁한형에는 온포탕을 쓰고, 기혈양허형에는 쌍금탕이나 녹용대보탕 등으로 온보하여 치료한다.

이상과 같이 세분하여 볼 수도 있지만,

원인이 무엇이든 원발성과 속발성도 대별하여 치료한다.

한번도 임신을 해보지 못한 사람을 원발성 불임이라 하고, 한번은 임신한 적이 있는데 그 후부터 이런저런 이유로 임신이 되지 않는 사람을 속발성 불임이라고 한다.

원발성이든 속발성이든 대체적으로 오래되면 자궁이 냉해지고 허해지는 허랭에 빠진다.

허랭으로 인한 불임증에는 아랫도리를 따뜻하게 온보시키는 처방을 해서 치료한다.

아무리 자궁이 튼튼하고 따뜻하다 해도 잦은 유산을 하면 냉해져서 속발성 불임이 오기도 한다.

난잡한 성생활이 속발성 불임을 유발하는 중요한 요인의 하나로 대두되고 있다.

한방에서는 체질에 따라 다르게 치료하기도 한다.

소위 불임증을 치료하는 체질처방을 소개해보면 이렇다.

불임이 가장 많은 체질은 토양체질 즉 소양인이다

소양인은 비대신소하기 때문이다.

비기능과 신기능은 인체의 두 가지 원기이다.

음식을 먹고 소화흡수 시키는 기능이 비기능이고, 양기 즉 정력계통은 신기능이다.

소양인 즉 토양체질은 신기능이 원래부터 약하기 때문에 불임이 가장 많은 체질로 해석이 된다.

그래서 이런 체질의 사람들은 신기능을 도우는 섭생을 하는 것이 필요하다.

평소 돼지고기를 많이 먹고 구기자차를 많이 먹으면 임신에 도움이 된다.

물론 보리차, 보리밥도 좋다.

이런 것들은 신기능을 도울 뿐 아니라 몸의 열기를 풀어주는 작용도 하기 때문이다.

금양체질 즉 태양인은 소양인 다음으로 불임이 많다

태양인은 폐대간소한 데, 모든 기운이 얼굴, 머리쪽으로 몰려있기 때문에 아랫도리로는 열기가 적어서 그러한 것이 아닌가 생각된다.

태양인에게는 육식이 좋지 않다는 대원칙이 있다.
육식과 우유 커피를 금하면 임신에 도움이 많이 된다.
특히 태양인 불임자들은 커피를 과도히 마셔서는 안 되며 하루 1~2잔 정도로 만족하고 절제할 줄 알아야 한다.

목체질, 목양체질과 목음체질은 비교적 임신이 잘 된다.
사상으로 보면 태음인이다.
우리 몸은 허리를 기준으로 윗부분을 양, 아랫부분을 음이라고 하는데 태음인은 음이 많은 사람, 특히 아랫도리 쪽으로 음의 기운이 강하게 몰려있는 사람이라 비뇨생식기에 큰 문제가 없다.

태음인은 육식이 맞는 사람이다.
모든 육식이 좋은데 특히 쇠고기가 더 적합한 체질이다.
태음인 불임환자는 육식을 자주 하고 찬 것을 피해야 한다.
태음인에게는 커피도 좋은데 마늘커피를 자주 먹으면 더 좋다.

수양, 수음체질 즉 소음인은 불임의 경우가 비교적 적다.
왜냐하면 한방적으로 볼 때 소음인은 비소신대하기 때문이다.
소음인은 몸은 마르고 약하게 보이지만 특히 신기능, 즉 비뇨생식 기능이 강하기 때문에 성생활에 문제가 없으며 특히 임신은 아무 문제없이 잘 된다.
몸집이 큰 여자가 임신을 잘할 것 같지만 실제 보면 작고 여윈 사람들이 오히려 임신을 잘하는 것을 본다.

이런 사람들은 대부분 소음인들이다.

소음인에게는 닭고기가 좋다.

간혹 소음인에게도 불임이 있는데, 이런 분들에게는 닭고기와 인삼, 대추 즉 삼계탕을 많이 먹는 것이 소음인의 불임에 도움이 될 것이다.

홍삼도 좋지만 보리밥이나 보리차 같은 냉한 음식은 당연히 좋지 않다.

모든 체질을 아울러서 한방에서의 불임치료원리는 아랫도리, 하초를 따뜻하게 해주는 데 있다.

원래 사람 몸은 가슴 윗쪽은 물이 있어서 서늘하고 아랫배 쪽은 불이 있어서 따뜻해야 한다. 이른바 수승화강이다.

그렇게 되면 건강하다. 그런데 이게 거꾸로 되어서 윗쪽이 덥게 되거나 아랫쪽이 차게 되면 병이 되며 그 대표적인 증상중의 하나가 불임이다. 한방에서는 아랫도리 즉 하초를 따뜻하게 해주는 약물로 불임을 치료한다. 하초가 따뜻해지면 온몸이 따뜻해지며 기순환도 잘 되고 임신도 잘 된다. 아무리 오랫동안 불임이었던 사람도 하초의 기능을 따뜻하게 온보시켜주면 어느날 갑자기 임신이 되는 경우가 많다.

영적으로도 생각해보면 태가 열리는 것도 닫히는 것도 모두 하나님의 섭리하에 있다.

하나님이 허락하시면 임신이 되고 허락하지 않으시면 임신하지 못한다. 임신이란 생명을 잉태하는 소중한 일이다. 그리스도인은 생명을 잉태하고 생명에 참된 생명을 전하는 막중한 임무를 가진 사람들이다.

성경에도 보면 오랫동안 태가 열리지 않아 애기를 갖지 못한 여인들이 많이 있었다. 그들 모두가 결코 범죄한 까닭도 아니요 저주를 받은 것도 아니다. 하나님의 때까지 하나님이 허락하지 않으셨기 때문이다.

하나님의 때가 되면 닫혔던 태가 열리게 됨을 믿는다.

단, 육체적으로 몸을 잘못 건사함으로 스스로 병들게 하지 말아야 할 책임은 우리자신에게 있다. 그리스도인의 몸은 성전이다. 성전을 성전답게 건사함으로 거룩한 영적인 자손들을 많이 생산해내는 귀한 성도가 되어야 한다.

22.

사진(四診)

생활습관병의 예방과 치료

생 활 습 관 병 의   예 방 과   치 료

사진(四診)

한의학에서 환자를 진찰할 때는 4진(四診)의 방법으로 진찰한다.
이른바 망진(望診), 문진(聞診), 문진(問診), 절진(切診)이 있다.
형색(形色)이란 말이 있다. 관형찰색(觀形察色)의 준말이다.
관형찰색이란 형태를 보고, 색을 살핀다는 뜻이다.
한방의 진단 중 망진에 해당하는 말이다.

망진(望診)이란 눈으로 보고 진단하는 것을 말한다.
 형태를 보고, 색깔을 살피는 것, 다른 말로 하면 형태와 색깔을 보는 것
이다.
 진단의 첫 번째 과정이다.
 몸집이 큰 사람은 태음인, 몸집이 작고 아담한 사람은 소음인, 어깨나
가슴이 발달하고 하체가 약한 사람은 소양인, 다른 부위에 비해 얼굴이
크고 눈이 똘망 똘망한 사람은 태양인,그렇게 간단한 형태로 살핀다.

 특히 태음인은 살점이 많거나 뼈대가 굵은 사람이다.
 뼈대가 굵진 않더라도 살점이 많은 사람, 또는 살점은 많이 없어도 뼈대
가 굵은 통뼈인 사람은 대개 태음인으로 본다.
 몸집이 큰사람, 나면서부터 뼈대가 굵은 사람은 섭생을 통해 살이 찌지
않게 관리해야 한다. 여차하면 살이 붙고 비만해지기 쉬운 때문이다. 태
음인이 살을 빼고 몸매를 관리하는 것은 생활습관에 달려있다. 습관을 고
치고 생활처방을 바르게 실천하면 태음인의 몸매가 비만하지 않을 수 있다.

타고난 체질이라 생각하지 말고 스스로 어떠한 습성을 어떻게 들이느냐에 따라 몸매도 체형도 바뀌어 질 수 있다.

거기에 비해 몸집 자체가 작고 뼈가 가는 사람은 소음인이다.
양인은 전반적으로 허리윗부분이 발달돼있고, 음인은 허리아랫부분이 발달돼 있다.
관형의 중요한 잣대다.
물론, 형태가 전부는 아니지만 우선은 형태로 전체적인 대략을 진단할 수 있다.
소음인은 바짝 마른 체질이라 살이 잘 안 붙긴 하지만 몸을 따뜻하게 하고 먹는 음식에 신경을 쓰면 약간이나마 살을 찌울 수 있다. 태음인이 5킬로 찌는 것은 소음인이 1킬로 찌는 것과 같다고 하지만 소음인이라고 해서 지나치게 빼빼하고 여윈 체질이라 단념하고 살아서는 안 된다. 먹는 것을 규칙적으로 하고 몸을 따뜻하게 해주면 소음인이라 할지라도 조금은 살이 더 붙을 수 있다.
그 다음 색깔을 논하는데, 간심비폐신 오장순으로 색깔은 청적황백흑색이다.
간의 색깔은 청색인데 여기서 청색이란 엄격히 말하면 녹색을 말한다. 심장의 색깔은 적색, 비장의 색깔은 황색, 그리고 폐장의 색깔은 백색, 신장의 색깔은 흑색이다.

각 장부의 색깔이 생기를 띄면 그 장부가 좋다는 말이고, 거무죽죽하게 윤기를 잃으면 그 장부가 나쁘다는 말이다.
다시 말해, 얼굴이 하야면서 생기가 넘쳐흐르면 폐장이 튼튼하다는 말이고, 얼굴이 창백하면서 윤기가 없으면 폐장에 병이 있다는 말이다.
얼굴이 누리끼리하면서 생기가 없으면 비위가 나쁘고 약간 노라면서도 생기가 흐르면 비위가 좋다는 말이다. 이렇듯 한방에서는 색을 보아서 오장을 진단한다.

 이렇게 눈으로 척 보고 살피는 것을 관형찰색이라 한다. 줄여서 형색이라 한다.

 심장의 색은 적색이기 때문에 얼굴이 벌 개지면서 생기가 도는 것은 심장의 활동이 왕성한 것이요 얼굴의 색깔이 벌 개지면서 생기가 없는 거무축축하면 심이 약한 것으로 진단한다.

 신장의 색은 흑색이기 때문에 피부가 약간 검으면서 생기를 띄면 신기가 건강한 것이요 검으면서 생기를 잃으면 신기가 허해져서 신장투석을 할 정도가 된 것으로 진단한다.

 음식을 골고루 먹는 습관을 키우도록 하면 얼굴색, 피부색도 다 좋아진다. 한쪽으로만 기울어져 있는 색깔에 단념하지 말고 청적황백흑의 다섯가지 색깔을 고루 갖춘 음식, 칼라푸드를 먹도록 습관을 들이자. 그리하면 몸의 오장육부가 고루 발달되고 좋아지게 된다. 혈색도 자연히 좋아진다. 임상을 하면서 혈색 역시 습관이라는 것, 생활습관과 상관있다는 것을 확인하곤 한다.

 약재 중에서도 색깔을 봐서 어디에 좋은지를 구별한다. 붉은색 약재는 심장에 좋고, 흰색 약재는 폐에 좋으며 검은색 약재는 신장에 좋고, 푸른색은 간에 좋고, 노란색은 비위에 좋다는 것은 오장에 각각 배속된 색깔이 있기 때문이다.

 한의학에서는 고래로 약재를 그렇게 평가해왔다.

 눈으로 색깔을 보고 형태를 봐서 진단해왔다. 그것을 망진(望診)이라고 한다.

그다음은 문진(聞診)인데 이것은 들어보고 진단하는 것이다. 환자의 숨소리, 기침소리, 음성 등을 듣는 것 뿐 아니라 냄새 맡는 것까지도 다 포함된다. 환자의 몸에서 나는 냄새, 각종 분비물의 냄새까지도 모두 진단에 응용된다. 이것들을 다 보면서 진단하는 것을 문진이라고 한다.

세 번째는 문진(問診)인데, 이것은 물어보고 하는 진단이다. 어디가 아픈지, 어떻게 아픈지, 언제부터 아픈지 물어보는 진단이다. 환자들은 아픈 곳을 소상히 말해주어야 한다. 간혹 말하지 않고 의사보고 알아내라고 하는 환자들이 있는데 그건 잘못된 것이다. 환자자신이 느끼는 주소(主訴)가 있고 의사가 찾아내야 할 부분이 따로 있는 때문이다. 의사는 환자에게 빠짐없이 물어야 되며 환자는 소상하게 답변을 해야 정확한 진단이 이루어진다.

네 번째는 절진(切診)이다. 이것은 맥진과 복진을 포함하는데 의사가 환자의 맥을 보고 만져보고 짚어보고 하는 진단이다. 진단이라고 하면 맥진만이라고 생각하는 것은 잘못된 일이다.
오늘날 각종 검사기기, CT나 MRI 등도 모두 한방의 절진에 해당한다.
위 4가지 진단이 동시에 행해지는 것이 진단이다.

허준의 동의보감에 보면 의자를 4등급으로 구분한다.
신, 성, 공, 교의가 그것이다.
신의(神醫)란 신과 같은 의자란 말로, 보기만 해도 병을 척척 알아내는 의자를 말한다.
망진만으로 몸속의 병들을 자세하게 다 뚫어보는 의자이다.
성의(聖醫)란 치료만 하면 다 낫는 의자를 말하는데, 거룩한 의자란 뜻이다.

허준과 같은 의자를 말한다.

공의(工醫)란 평범한 의자를 말하는데 병을 고치기도 하고 못 고치기도 하는 의자를 말한다.

교의(巧醫)란 교활한 의자를 말하는데 병은 못 고치면서 거짓말로 판을 치는 의자다.

병은 못 고치면서 돈만 밝히는 의자를 교의라고 한다.

의자들에게 주는 교훈이다. 누구나 신의처럼 되기를 원하지만 쉽지 않다. 끝없는 연구와 노력, 그리고 기도가 있어야 하겠지만 그런다고 되는 것은 아니다.

예수님을 생각한다. 손만 대면 낫게 하는 분, 그런 분은 예수님 외에 누가 있을까, 의술을 할 때마다 생각한다. 그래서 매일 하루를 열며 예수님의 은혜와 능력을 의지한다. 예수님의 권능의 오른손으로 안수하여 주시기를 기도한다. 예수님의 능력을 받아야 환자의 병을 고칠 수 있기 때문이다.

하지만, 겉으로 보이는 형색보다 더 중요한 것이 있다.

영혼의 형색이다. 영혼의 상태다.

영혼이 살았는지 죽었는지, 건강한지 병들었는지 하는 문제다. 영혼의 상태는 인격으로 드러난다.

추악한 영혼은 추악한 냄새를 풍겨내고, 아름다운 영혼은 향긋한 향기를 풍긴다.

추악한 영혼은 말과 행동, 그리고 표정이 추악해진다.

반면에 아름답고 건강한 영혼은 그 모든 것이 아름답게 드러난다.

주머니속의 송곳을 감출 수가 없듯이, 인격으로 우러나오는 영혼의 상태 또한 숨길 수가 없는 것이 사실이다.

성경은 우리를 그리스도의 편지라고 말한다.

그리스도의 향, 그 향내를 풍기는 편지라고 한다.

우리 속에 하나님의 형상이 담겨있기 때문이다.

우리 속에 예수 그리스도의 사랑의 형상이 심겨있기 때문이다.

그리스도인은 영혼이 깨끗한 사람이다. 영혼이 맑고 향기로운 사람이다.

사람의 몸은 영혼과 육체로 되어있다.

요한복음 6장 63절에도 있듯이 살리는 것은 영이다.

사람은 영이 살면 육이 살고 영이 죽으면 육 또한 죽는 존재다.

영혼이 맑고 밝고 환하면 육체 또한 그렇게 드러난다.

반면에 영혼이 탁하고 병들면 육체 또한 쉽게 망가진다. 살리는 것은 영이기 때문이다.

나이가 들어가면서 사람은 인물이 달라진다.

영혼의 형색이 아름다운 사람은 인물이 멋있어지고 그러지 못한 사람은 아무리 잘난 사람이라 하더라도 추하고 볼품없어진다. 40세 이전의 얼굴은 부모에게서 받는 것이지만 그 이후의 얼굴은 스스로가 만드는 것이라고 한다.

얼굴을 만드는 것도, 몸매를 만드는 것도, 그리고 인격을 만드는 것도 가만히 보면 습관이다.

생활습관에 따라 얼굴과 몸매, 그리고 인격이 만들어진다. 어디 그뿐일까. 우리 영혼의 색깔, 영색도 다듬어진다. 육체를 관리하듯 영혼을 관리하면 영혼의 색깔도 달라진다.

자기의 본래 색깔, 고유의 색깔이라고 지레 단념하지 말고, 살아가면서 다양한 색깔을 경험할 수 있었으면 좋겠다. 육체의 색깔이 그러하듯, 영혼의 색깔 역시 고루 담을 수 있으면 좋겠다. 영혼의 색깔이 변화되면 육체의 색깔 역시 달라지기 때문이다.

23、

야성(野性)

생활습관병의 예방과 치료

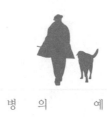

생활습관병의　예방과　치료

야성(野性)

　일본군과 우리 군을 비교하는 말을 들은 적이 있다. 장비면에서 일본군은 우리군보다 훨씬 나을 수는 있으나 실제 전투력은 우리와는 비교가 안되게 우리가 월등하다.

　이유는 단 하나. 주적개념이다. 일본은 오랫동안 주적개념이 없었다. 그에 비해 우리는 하루도 주적개념이 없는 날이 없었다. 이북과 대치하는 상황에서 언제나 전쟁의 위험이 상존했고, 주적개념은 우리를 긴장하게 했으며 훈련의 강도를 늦추지 못하게 했다. 자나 깨나 주적과 대치하고 있는 우리와, 주적개념 자체가 없는 그들과는 애당초 비교가 안 된다. 한마디로 일본에 비해 우리군의 야성이 엄청나게 강하다는 말이다.

　군인은 그런데 아이들의 경우는 조금 다르다.

　일본에서는 한겨울에도 학생들을 반바지 차림으로 등교시키는 학교가 많다. 아무리 추워도 반바지 차림으로 학교운동장을 매일 뛰게 한다. 남녀학생을 가리지 않고 그렇게 훈련을 시킨다. 그렇게 아이들에게 야성을 가르친다. 일본의 아이들은 어릴 때부터 야성에 대한 훈련을 많이 받는다.

　그에 비해 우리나라는 그렇지 않다. 한겨울에 반바지 차림으로 그것도 스타킹도 신지 않고 학교에 가라고 하는 일은 있을 수가 없다. 보온과 보냉이 잘된 아파트에서 겨울에 조금만 추워도 히터를 켜고, 여름에 조금만 더워도 에어컨을 켜서 춥지 않고 덥지 않게 보낸다. 그러다보니 온실에서 길러진 화초가 된다.

야성미를 잃은 지 오래다. 아이들에게 제일 안타까운 것은 야성미를 잃게하는 생활습관이다. 들판에 풀어놓은 야생마처럼 이리저리 뛰어다니고 돌아다니며 다치기도 하고 엎어지고 넘어져가면서 배워야할 것들이 많은데 야성미를 잃은 까닭에 도무지 그러질 못한다. 그저 집안에 갇힌 온순한 양이 된다. 그렇게 되도록 훈련받는다. 그런 생활습관 때문에 자꾸 야성미를 잃게된다.

음식도 마찬가지다. 거친 음식, 조식을 먹어야 기가 가벼워지고 혈이 깨끗해지는데, 정제된 음식, 미식만을 선호하다 보니 기가 무거워지고 혈도 탁해진다. 기가 무거워지고 혈이 탁해지는 병이 아이들에게 많이 생기는 것도 음식을 거칠게 먹지 않는 습관, 식생활에서의 야성을 잃어버린 탓이다.

야성을 계발해야 되는데, 어릴 때 버릇이 80까지 가는데 어릴 때 한번 잘못 길들여진 식습관이 평생의 건강을 버릴 수 있음에도 불구하고 야성을 잃고 있는 우리네 아이들의 현주소가 너무 안타깝다.

남자의 멋은 남성성이다. 남성성은 남성다움을 말한다. 저돌적이고 공격적이며 과감한 패기, 모험을 두려워하지 않는 적극적인 용기가 바로 남성성이다. 남성성은 다른 말로 하면 야성이다. 남자는 야성이 있어야 남자답다. 남자의 야성은 남성호르몬과 직결된다. 남자의 남성호르몬의 분비가 왕성하면 야성이 살아있다. 눈빛이 살아있고 말이 살아있으며 힘과 용기가 넘쳐난다. 그래서 남자의 남성성은 청춘기 때에 최고조에 달하며 갱년기가 되면 갑자기 약해진다.

그럼에도 불구하고 남자는 남성성, 야성을 잃지 않아야 남성답다. 남자는 늙어도 남자다. 늙어가면서도 남성다움을 잃지 않으려면 적극적인 용기와 힘을 가지는 습관을 키워야 한다. 매사에 긍정적으로 보고 도전심을 가지고 꿈을 가지고 나아가는 습관을 길러야 한다.

사람은 행동이 반복되면 습관이 되고 습관이 계속되면 인격이 되며 인격이 쌓이면 운명이 된다고 한다. 야성 성을 잃지 않고 자꾸 계발하는 습관을 키우면 그런 사람이 된다. 진정한 남자의 멋은 나이가 들수록 더욱 더 야성을 계발해가는 데 있다.

안타깝게도 오늘날은 남자의 멋을 여성성에게서 찾는 세상이 되었다. 남자의 외모도 여성처럼 이쁘고 귀엽고 아름답고 깜찍한 것을 요구하는 이상한 풍조가 성행하고 있다. 남자의 미, 남성성, 남자의 야성은 결코 그런 것이 아닌데 언제부터인가 그런 것을 요구하는 세상이 되고 말아 안타깝다.

그것 역시 습관이다. 외모의 여성화를 지향하는 습관은 오늘 우리가 지양해야 할 잘못된 생활습관이요 풍조이다. 그것 때문에 얼마나 많은 정신적, 물질적 피해를 보는지 모른다.

여성 역시 야성이 있어야 아름답다. 인공, 가공의 미가 아닌 천연적, 자연적인 미, 아름다움, 하나님에게서 받아 생긴 그대로의 아름다움이 야성이다. 야성미가 있는 여성이 아름답다. 그런데 언제부터인지 성형은 기본으로 되어있고 성형미인이 당연한 것처럼 여겨지는 세상이 되고 말았다. 그런 풍조 속에서 그렇게 길들여져 가는 여성들이 야성미를 잃는 것은 어찌보면 지극히 당연한 일인지 모른다.

한방에서는 우리 몸의 원기가 두 가지 있다고 본다. 하나는 선천의 원기인 신기이고 또 하나는 후천의 원기인 비기이다. 선천원기인 신기는 사춘기 때에 절정에 달하고 갱년기 때에는 급격히 떨어진다. 왕성하던 남자가 고개숙인 남자가 되는 것은 한순간이다. 야성미는 결국 신기라고 본다. 신기 즉 남성호르몬의 기운이 왕성해지면 야성미가 살아나고, 신기가 떨어지면 야성미 역시 사라지기 때문이다.

야성미를 키우기 위해서는 마음의 훈련만 해서는 안 된다. 신기를 돕는 약물과 음식을 처방하는 것도 중요하다. 한방에서는 육미지황탕, 팔미탕 등을 써서 신허를 보하는 처방을 하는데 결국 이것이 야성미를 돕는 것과 직결된다. 소음인 같은 경우는 인삼을 대추에 달여서 자주 먹으면 원기를 보하고 진액을 많이 나오게 해서 야성미를 키우는 데도 크게 도움이 된다.

야성을 계발하기 위해서는 정신적인 훈련도 필요하다. **감사하는 마음, 할 수 있다는 긍정적인 마음, 그리고 해보겠다고 하는 적극적인 마음이 있어야 된다.** 나이가 들수록 그런 마음훈련을 하는 생활습관을 키우는 것이 야성의 개발에 더욱 긴요한 것은 물론이다.

신앙생활도 마찬가지다. 신앙에 야성이 필요하다.
멋지게 찬양하고 기도하고 경건하게 예배드리는 모습은 야성이 아니다.
그건 경건의 모양에 익숙한, 크리스천 문화에 깊게 물들여진 모습이다.
예배드리는 데에 무슨 야성이 필요한 건 아니다. 교회 안에서 교인들을 향해 예수믿으라고 전하는 것도 야성의 문제가 아니다.
거기엔 아무런 야성이 필요한 것도 아니다. 목사님이 아무리 고함을 치며 설교해도 야성이 있는 건 아니다.
필드에서 불신자들과 맞닥뜨려 예수를 전하고 선포하는 일이 야성의 문제다.

밖에 나가서 예수이름 때문에 무안을 당해도 견딜 수 있는 저력이 야성이다.

우리에겐 영적인 주적 사탄이 있기 때문이다.

그 주적을 상대로 항상 싸워야하기 때문이다.

번영의 신학에 물들어 모든 것을 잘되게 해달라고 기도만 하는 것은 야성의 문제가 아니다.

어려움과 고난 가운데서도 꿋꿋이 믿음을 지키고 변치 않는 신앙생활을 해나갈 수 있는 것이 영적인 야성이다.

영적인 주적과의 싸움이기 때문이다.

야성이라고 말할 때 갈렙이 생각난다.

나이 85세에 헤브론 땅 기랏아르바를 받아 세새와 아히만과 달매를 쫓아내어 취했던 그. 우리는 그의 모습에서 신앙인의 야성을 본다.

나이 들어서까지 주적을 상대로 싸우기를 피하지 않았던 야성, 그 당당한 야성을 갈렙에게서 본다.

교회에서도 마찬가지다.

조용한 사람, 화평스런 사람, 말 잘듣는 사람이 물론 좋지만 그것만 가지곤 안 된다.

야성이 있는 사람이 있어야 한다. 야성이 있어야 변화가 있고 발전이 있다.

야성이 없이 순하게 길들여지기만 한 것으론 일이 안 된다. 신앙생활은 영적전투다. 매일 매일의 삶이 전장에서의 전투다. 야성이 있어야 하는 전투장이다.

하지만 안타깝세도 야성을 찾기 힘들다. 좌우를 돌아보아도 얌전하게 길들여진 순한 양같은 사람은 많지만 괄괄한 야성으로 기백을 토할 수 있는 장군은 안 보인다. 때론 한 번씩 실수도 하지만 오히려 그런 진솔한 야성이 필요한 시대다.

언제 어디서든 주적과의 싸움에 당당히 맞설 수 있는 사람, 피하거나 도망가지 않고 과감하게 대적할 수 있는 야성을 가진 사람이 필요하다. 우리 모두는 그런 성도가 되어야 한다.

성경에도 보면 선지자들에게는 야성이 있었다. 개인적으로 보면 모난 성격도 성품도 인격도 많았지만

그들에게는 그 모든 것을 뛰어넘는 야성이 있었다. 그래서 하나님이 쓰셨다.

언제부터인지 우리는 튀면 죽는다는 말을 담고 있다. 아니, 튀는 사람은 도무지 견딜 수 없는 세상이 되어버렸고 우리자신도 알게 모르게 거기에 익숙해져버렸는지 모른다. 야성이 그립다.

야성을 회복하는 훈련, 생활습관을 가져야 한다. 그래야 건강한 발전이 있다. 육체적으로든 영적으로든 야성을 죽이면 안된다. 물론 야생마를 길들여 경주마로 만드는 온유의 훈련이 필요한 건 사실이지만 그 과정에 귀하디귀한 야성을 죽이는 우를 범해서는 안 된다.

야성을 살리는 습관, 생활습관을 길러야하지 않을까 싶다.

24.
오식법

생활습관병의 예방과 치료

생 활 습 관 병 의   예 방 과   치 료

오식법

식사할 때 지켜야 할 다섯가지 방법을 오식법(五食法)이라고 한다.
조식, 소식, 절식, 안식, 합식으로 다섯가지의 좋은 식사법이다.

조식(粗食)은 거칠게 먹는 것을 말한다. 거친 음식이란 정제되지 않은 음식이다. 조식의 반댓말은 미식인데 정제된 음식을 말한다. 백미는 미식이고 현미는 조식이다. 설탕도 흑설탕은 조식이고 백설탕은 미식이다. 흰 밀가루도 미식이다. 미식은 기가 무거운 음식이고 조식은 기가 가벼운 음식이다. 과일도 제철에 나오는 과일이 거친 음식으로 좋다.
과일이나 채소는 껍질채 먹는 것이 조식이다.
사실 모든 영양소는 껍질에 들어있다 해도 과언이 아니다. 그런데 우리는 껍질을 벗겨내고 먹는 경우가 많다. 사과나, 감자, 고구마, 양파 등도 사실은 껍질에 많은 영양분이 몰려있다. 잘 씻어서 껍질채 먹는 것이 조식이다. 조식을 해야 기가 가볍게 팽팽 잘 돌고, 기가 잘 돌아야 혈이 잘 순환하게 된다.

육류와 유가공품에 비해 곡물과 채소가 조식인 것은 사실이지만, 채식을 하면서도 흰 쌀, 흰 밀가루, 흰 설탕의 삼백 중심의 그릇된 식습관에서 벗어나야 한다.
미식가라는 말은 그래서 건강에는 별로 좋은 말이 아니다. 우리는 미식가보다는 조식가가 되어야 한다.

조식하는 식습관을 키우면 많은 유익이 있다. 나이가 들어가면서 많이 생기는 고혈압이나 고지혈증, 동맥경화증같은 병들도 사실은 기름진 음식, 육류위주의 미식을 해서 생기는 병들이 많다. 조식을 하는 습관을 키우면 이런 질병들이 예방될 뿐 아니라 치료의 효과도 있다.

소식에는 두 가지가 있다.

하나는 적게 먹는 소식(少食)이다. 이것은 양을 적게 먹는 것을 말한다. 밥이고 국이고 찌개든 양을 적게 먹는 것이다. 적게 먹어서 탈이 생기지는 않는다. 문제는 언제나 너무 많이 먹어서 차고 남아서 병이 된다. 차고 남는 건 노폐물이 쌓여 혹이 되고 암이 된다. 그래서 언제나 많이 먹는 것이 문제가 된다.

많이 먹어 남아돌아가는 것을 실증이라 한다. 실증은 나쁜 기운, 독기가 가득찬 상태이다. 오늘날 병은 원기가 부족해서 생기는 허증보다는, 이렇게 독기가 쌓여 실증이 되어 생기는 병들이 너무 많다.

복팔분무의(腹八分無醫)라는 말이 있다. 배에 80%만 차면 의사가 필요 없다는 말이다.

배가 빵빵 차면 실제로 위에서는 120% 찬 것이라 한다. 배가 약간 부족하면 실제로 위에서는 100% 가득 찬 것이라 했다. 밥을 먹고 5분만 있으면 속에서 부풀어 오르기 때문이다.

그래서 양을 조금 적게 먹는 소식을 해야 실제로 위에 좋다. 많이 먹으면 위에 부담이 되고 위에 부담이 되면 온몸에 힘이 빠지게 되고 고통스럽게 된다. 포식, 만복감이 주는 불쾌감은 사람을 힘들게 한다.

둘째로는 작을 소자 소식(小食)이다. 이것은 작은 그릇에 먹어야 한다는 말이다. 밥이든 찌개든 국이든 음식을 만들 때 아예 작은 그릇으로 만들어 먹자는 말이다. 일단 그릇이 작아야 한다. 음식을 작은 그릇으로 만들어야 적게 먹는다.

큰 그릇으로 만들어놓고 적게 먹기는 어렵다. 큰 것으로 많이 만들면 아무래도 많이 먹기 마련이다. 더 먹고 싶어도 못 먹게 아예 작은 그릇으로 만드는 것이 지혜롭다.

그런데 이게 쉽지 않다. 많은 가정에서 음식을 만들 땐 일단 큰 그릇으로 많이 만들어놓고 자꾸 데워먹는다. 그렇게 하면 많이 먹게 될 뿐 아니라 공기 중의 산소와 결합해서 산독화현상이 일어난다.

금방 만든 싱싱한 음식을 먹지 않고 오래두고 자꾸 데워먹으면 산독화뿐 아니라 짜게 되어 결국 짠 음식을 많이 먹게 되는 이중, 삼중의 폐해가 있다. 맛있는 음식은 대개 짜다.

소금이 많이 들어가야 간이 맞다고 하며 맛이 있다고 말한다. 그렇게 맛있게 만들어놓고 자꾸 데우면 더욱더 나트륨 성분이 많아져 짜지게 된다.

짠 음식은 독인데, 혈압을 올리는 직접적인 소인이 된다.

한의학적으로 보면 기의 순행이다. 음식을 적게 먹으면 기가 가볍게 팽팽 잘 돌고, 기가 잘돌면 혈 또한 따라서 잘 순환하게 되지만, 음식을 많이 먹으면 기가 무거워져서 잘 돌지 못할 뿐 아니라 혈의 순행 또한 느려지고 장애가 온다. 기는 언제나 가볍게 팽팽 잘 돌고 혈은 깨끗해야 건강한 법이다.

한의학 원전에 보면, 기가 잘 돌면 아프지 않고, 기가 막히면 아프다고 되어있다. 우리 몸의 모든 통증은 사실은 기가 막혀서 오는 기막힌 병이다.

많이 먹고 크게 먹으면 건강하고 행복할 것 같지만 실은 그렇지 않다. 원래 장수하는 사람은 체구가 좀 작고, 약간 마른 사람인 것을 잊지 말자. 소식을 해야 무병장수한다는 사실은 만국에서 공통으로 입증된 진리다.

건강하려면 적게 먹을 뿐 아니라 많이 움직여야 한다.

소식다동해야 건강하다.

그런데 현대인들은 대부분 다식소동한다.

먹기는 많이 먹고 움직이기는 적게 한다. 그래서 만성소모성질환, 생활 습관병에 자꾸 노출이 된다.

구조가 기능을 만드는 법이다.

음식물의 질도 중요하지만 양 또한 그래서 중요하다. 적게 먹고 많이 움직이는 습관을 키우면 만병이 예방된다.

안식(安食)은 편안하게 천천히 먹는 것을 말한다.

안식의 반댓말은 망식(忙食)으로 급하게 먹는 것을 말한다. 급하게 먹으면 소화도 안 될 뿐더러 오히려 사고가 난다.

안식하기 위해서 음식을 먹을 때 밥알을 충분히 씹어서 삼키고 그 후에 찌개나 국물을 먹는 것이 좋다.

밥과 국물을 같이 먹으면 입안에서 밥이 충분히 침에 섞이지 않기 때문에 소화가 잘되지 않을 수 있다.

맛있는 음식을 먹을 때 밥알을 제대로 씹지도 않고 삼키는 수가 있는데 맛이 있을수록 충분히 씹고 음미하며 먹어야 건강에도 도움이 좋고 포식하지 않게 된다.

안식은 천천히 먹을 뿐 아니라 충분히 씹어 먹는 것을 말하기도 한다. 적어도 식사는 30분 정도 천천히 하는 습관을 기르는 것이 좋다.

5분 이내에 밥을 먹어치우는 것은 좋지 않다. 식사는 단순히 영양만을 흡수하는 과정이 아니라 즐기기도 하는 시간이기 때문이다.

음식을 오래 씹으면 침 분비량이 증가하게 된다. 침은 소화제 역할을 한다. 음식물을 50%이상 소화시켜 준다.

음식을 많이 씹으면 침이 많이 분비되고 침이 소화를 잘 되게 해준다.

뿐만 아니라 침샘에서는 페로틴이라는 노화방지 호르몬이 분비가 되는데 이것은 뼈와 치아조직을 튼튼하게 만들어준다. 페로틴은 침의 분비량과 비례하면서 발생이 된다.

따라서 음식을 많이 씹으면 침이 분비되고 그에 따라서 페로틴이 분비되어 뼈가 튼튼하게 된다.

음식을 오래 씹으면 뇌에도 좋은 영향을 미친다.

일정기간동안 음식을 씹을 때 그렇지 않을 때보다 뇌혈류량이 10%~30%정도 증가한다. 이렇게 되면 뇌기능을 활성화시켜 판단력과 기억력을 높여준다. 또 노인들인 경우에는 치매 예방을 하는 효과도 있다.

안식은 그런 의미에서 무엇보다 중요한데 많은 사람들이 그 중요성을 놓치고 있다. 시간이 없다면 핑계로 음식을 빨리 먹다보면 이런저런 위험이 도사리고 있다는 것을 잊어선 안 된다.

또 생선 같은 가시가 많은 음식을 먹을 때 목구멍에 걸리거나 찔리거나 체하는 이유 중의 90%는 음식을 빨리 먹다가 생기는 것이다.

천천히 가시를 발라가며 먹으면 가시 걸릴 일도 없고 많은 유익이 있을 텐데 말이다. 편안한 마음으로 음식을 먹는 안식을 하면 기가 순조롭게 바로 순행하게 되고 체하거나 막히지 않는다. 기가 막히지 않아야 기막히는 일이 안 생기는 것이고 혈의 순행도 좋아지게 마련이다.

합식(合食)은 여럿이 둘러앉아 같이 먹는 것을 말한다.

합식을 하면 자연히 얘기를 나누게 되는데 식사시간에는 무거운 주제를 다루지 말고 가볍고 편안한 주제를 다루는 것이 좋다.

사람은 식사하면서 교제를 한다. 사람을 만나는 것이 식사시간인 것도 그 때문이다. 사람은 목구멍이 열려야 마음이 열린다. 음식을 먹는다는 것은 사람과의 관계를 열어간다는 의미가 있다. 그래서 합식은 대단히 중요하다.

음식을 아무리 기가 가볍게 먹어도, 식사하면서 대화의 주제가 무거우면 결국 기가 무거운 음식을 먹는 것과 같은 결과가 된다.

음식의 소화도 안 되고 체하기도 잘 해서 배탈이 나기 쉽다. 합식을 하면 맛있게 밥을 먹을 뿐 아니라 반찬도 골고루 먹게 된다.

여럿이 둘러앉아 밥을 먹으면 반찬 또한 나누어 먹고 함께 먹게 될 것이니 골고루 먹을 수밖에 없다. 합식의 주는 유익은 이렇게 말로 설명할 수가 없다.

절식(節食)이란 절도있게 먹는 것이다. 먼저 식사의 시간을 절도있게 지킨다. 밥 먹을 때 먹고 안 먹을 때 안 먹는 것이 절식의 기본이다.

또한 식사의 양을 절도있게 한다. 어떨 땐 많이 먹었다가 기분나면 소식했다가 하는 것이 아니라 항상 일정하게 조절하는 것을 말한다.

뿐만 아니라 절식은 식사의 질도 절도있게 조절하는 것을 말한다.

저염분 고단백식품으로 먹고 산성과 알칼리성의 균형있는 식사를 유지하는 등이다. 동물성 기름기가 많은 음식을 제한하고 불에 구운 직화고기는 피하는 원칙을 지키는 것을 말한다. 절식이 생각보다 힘들다.

어떨 땐 교과서적으로 먹었다가 또 어떨 땐 아주 엉터리로 먹기도 한다. 어떨 땐 이성적으로 먹었다가 또 어떨 땐 감정적으로 먹기도 한다. 사실 우리는 음식을 기분대로 먹는 경우가 많다. 그래서 자꾸 절식이 망가진다.

　임상을 하면할수록 느낀다. 무엇을 먹는가도 중요하지만 어떻게 먹는가
도 그 못지않게 중요하다. 똑같은 음식이라도 먹는 방법에 따라 완전히
다른 효과를 내기 때문이다.
　절식하는 습관, 음식을 절도있게 먹는 생활습관을 기르는 것이 무엇보
다 필요하며 유익한 일이다.

　식사는 양보다 균형이다. 많이 먹는다고 좋은 것이 아니라 균형을 맞추
어 먹어야 한다. 산성음식과 알칼리 음식의 균형, 탄수화물, 지방, 단백
질 같은 매이저 팩터 뿐 아니라 미네랄과 비타민 같은 마이너 팩터와의
균형도 중요하다. 오식법대로 식사하면서 식사의 내용, 질도 균형을 맞춘
다면 더 좋은 식사법이 아닐까 싶다.

　영적으로도 마찬가지다. 영적인 양식인 말씀을 먹되 잘 먹어야 한다. 말
씀을 골고루 매일 규칙적으로 먹어야 한다. 그래서 말씀의 영양실조에 빠
지지 않게 된다.
　말씀을 전체적으로 주욱 읽어나가는 통독을 하면서, 부분적으로 잘게
씹어먹는 큐티를 생활화하는 것이 좋다.
　성경을 읽을 때 자칫하면 나무만 보고 숲을 못 볼 수도 있고, 또는 숲만
보고 나무를 보지 못할 수도 있기 때문이다. 그래서 통독과 함께 정독을
하는 것이 필요하다.
　성경읽기의 균형, 영적인 균형잡힌 양식 먹기가 아닐까 싶다.　뿐 아니
라 교리에 대한 공부도 필요하다. 말세에 이단이 판을 치고 있는데 영적
인 분별력이 없으면 균형을 잡지 못해서 이단에 빠지기 쉽다.
　원래 이단은 지나친 열심을 보이는 것이 특징이다.

말씀에 대한 정확한 지식이 없으면 이리저리 내둘릴 수밖에 없다.

당연히 열심이 있어야 하지만 열심만으론 안 된다.

진리에 대한 지식이 있어야 한다. 그러지 않으면 잘못된 열심, 어긋난 열심으로 화를 당할 수 있다.

육적인 식사요법이 그러하듯 영적인 식이요법 역시 균형잡힌 식사, 균형잡힌 식단이 중요한 것임을 잊어선 안 된다.

25.

지방간

생활습관병의 예방과 치료

생 활 습 관 병 의   예 방 과   치 료

지방간

지방간은 간 조직 속에 지방, 중성지방이 많이 있는 것을 말한다. 정상적인 간에는 지방이 5% 정도 존재하는데 간의 무게의 5% 이상으로 지방이 침착된 경우를 지방간이라고 한다. 지방 중에서 중성지방(트리글리세라이드)이 간세포에 축적되는데 음식물 등을 통하여 섭취한 지방질을 원활하게 처리하지 못하여 지방간이 발생한다고 본다.

지방간의 4대 원인은, 과도한 음주, 비만(복부비만), 당뇨병, 고질혈증 등이다. 지방간은 그 원인에 따라서, 알콜성 지방간과 비알콜성 지방간으로 분류된다. 비알코올성 지방간은 하루에 40g(4잔)이하의 음주를 하는 사람에서 지방간이 생기는 경우를 말하며, 대부분의 경우에 과체중이나 비만(복부비만), 당뇨병, 고지혈증 등의 위험요인이 있다. 드물게, 피임약 등 여성호르몬이나 스테로이드를 포함한 여러 가지 약제를 오래 복용하는 사람들에서 지방간을 동반하는 경우도 있다. 급작스러운 체중 감소나 체중감소를 위해 수술을 한 후에도 심한 지방간이 올 수 있다.

지방간은 특별한 증상이 있는 것은 아니다. 지방간 자체는 대부분 증상이 없다. 가장 흔히 알게 되는 경우는 건강검진을 받은 뒤 간수치(ALT, AST) 이상이나 복부초음파 검사상 지방간으로 판정받는 것이다. 가끔 가끔 오른쪽 상복부의 불편감이나 둔한 통증을 느낄 수 있다. 간질환의 일반적인 증상인 피로감, 무기력감, 허약, 식욕부진 등의 증상이 생길 수 있는 것은 물론이다.

119 소방대원들에 대한 건강검진을 한 보고서에 따르면,

그들이 많이 앓고 있는 질환이 지방간, 대장질환, 식도염, 십이지장궤양, 위궤양 순이었다.

그중에서도 특히 지방간은 37.8%로 일반인 보다 3배 정도 많았으며, 이는 스트레스 해소를 위해 습관적으로 음주를 하기 때문인 것으로 나타났다.

간 손상에서 가장 먼저 나타나는 것이 지방간이다. 습관적인 음주자의 75% 이상에서 발견될 만큼, 술은 지방간을 초래하는 가장 큰 원인이다. 하지만 모든 지방간이 술 때문에 생기는 것은 아니다. 간에 비정상적으로 지방산이 많이 낄 수 있는 상태에서 술을 마셔서 생기는 지방간이 있으며, 또는 대사이상에 의해서 생기는 것도 있다. 그리고 당뇨와 연관되어 생기는 경우가 있고, 고지혈증 같은 것과 연관이 되어 생기기도 한다. 이러한 여러가지 조건에서 간으로 지방이 대량 유입되어 지방이 많이 끼이는 것으로 생각된다.

최근에는 비만이나 당뇨환자가 급증하면서 비알코올성 지방간도 주목받고 있다. 지방간은 당뇨환자에게 흔히 나타난다. 음식물이 체내에 들어와 에너지원인 포도당으로 바뀌면 췌장에서 분비된 인슐린에 의해 그 일부분이 간에 저장된다. 하지만 인슐린 분비에 문제가 있으면 포도당의 이용이 저하되어 간에 지방으로 축적된다.

그리고 혈중 인슐린 수치가 높은 상황에서는 지방조직에서 지방이 분해되어 지방산의 생성이 많아지므로 순환하는 지방산의 양도 많아진다. 따라서 간세포 안으로 유입하는 지방산도 많아지는 것이다. 또 간세포 내에서 만들어지는 지방산도 많아진다. 간 세포내 지방산은 중성지방이라

는 물질로 전환되면서 간세포 밖으로 배출되어야 하는데 인슐린이 높은 상황에서는 지방이 간세포 밖으로 배출되는 과정도 차단된다. 따라서 간세포에 지방이 과다하게 축적되는 것이다.

당뇨와 더불어 비알코올성 지방간의 큰 원인은 비만이다. 최근 서구화된 식생활과 운동부족으로 비만인구가 급증하면서 지방간 환자도 증가추세에 있다.

비만정도는 체질량 지수로 측정한다. 체질량 지수란 체중을 키의 제곱으로 나눈 값을 말한다.

체질량 지수가 25이상이면 비만에 속하는데 당뇨, 고지혈증과 같은 성인병이 있는 경우 23이상만 되어도 지방간 위험군에 속한다. 실제로 비만도에 따른 지방간의 유병률을 살펴보면 정상체중에서는 지방간이 15% 정도 발생하는 반면 병적 비만에서는 80%까지 급증한다.

지방간은 간염이 되는 순간부터 심각한 문제로 증폭된다. 지방간에 염증이 생기면 간세포가 죽어서 섬유질이 끼고 간경변증이 되는데 한번 손상된 간세포는 회복이 불가능하다. 손상된 간세포가 때로는 간암까지 유발한다.

실제로 미국의 경우 비알코올성 지방간은 전체 인구의 20~30%이다, 간섬유화나 간경변으로 진행하는 경우도 지방간염 환자의 33%에 이른다. 우리 몸에서 간이 수행하는 가장 중요한 역할 중의 하나는 해독작용이다. 외부에서 들어오는 각종 이물질들을 간이 모두 해독하는데 지방간은 해독능력이 떨어진다. 그렇기 때문에 독성물질들이 몸에 들어왔을 경우 더욱 쉽게 간이 손상될 수 있다. 지방간 자체가 간을 약화시킨다.

알코올의 80~90%는 간에서 처리되기 때문에 술을 마신 횟수와 양에 비례하여 간에 쌓이는 지방의 양 또한 증가하게 된다. 따라서 알코올성 지방간이라는 진단을 받았다면 술을 끊는 것이 무엇보다 중요하다. 만약 알코올성 지방간 상태에서 계속 술을 마시게 되면 알코올성 간염으로 진행할 수 있고 알코올성 간경변증으로까지 진행되어 결국 간암을 유발할 수도 있다.

알코올성 지방간 단계에서 금주를 한다면 100% 회복이 가능하다.
알코올성 지방간 환자는 술을 단 한 방울이라도 마시지 않아야 된다는 생각을 하는 것이 무엇보다 중요하다. 알코올성 지방간에 알코올이 더해지면 어느 순간 아무 증상 없이 갑자기 간경화로 이행될 수 있기 때문이다.

비만으로 인한 지방간의 경우에는 반드시 체중감량이 필요하다. 물론 무리한 체중감량은 피해야 한다. 너무 급작스레 체중을 감량하게 되면 오히려 간에 염증이나 섬유화가 더 진행될 수 있다. 따라서 서서히 체중을 줄여나가는 것이 중요하다.
전문가들은 1주일에 0.5~1킬로그램 미만으로 체중감량을 실시하라고 권한다. 체중감량의 목표는 자신의 체중에서 10%를 줄이는 것으로 잡는 것이 가장 이상적이다.

반드시 술, 담배는 끊고 당뇨, 고지혈증 등의 원인질환을 치료해야 한다. 또한 운동 등으로 하루에 1,000칼로리 이상의 열량을 소비하고 지방과 당질은 제한해야 한다.

한의학에서는 간을 장군에 비유한다. 그만큼 인체의 방어선 역할을 하는 매우 강인한 장기이다. 따라서 간이 늙고 병들면 우리 몸은 자연히 살아갈 힘을 잃게 된다. 자신의 간에 대해서 늘 관심을 갖고 정기적인 검진과 함께 간 건강에 도움이 되는 생활습관을 지켜나가는 것이야말로 활력있고 자신있는 삶을 위한 첫 걸음일 것이다.

흔히 한약은 간에 해롭다는 말들을 많이 한다.
이것은 하나만 알고 둘은 모르는 것이다.
한약 중에는 간에 부담을 주는 약재도 몇 개 있지만 그런 것을 요즘도 쓰는 한의사는 없다. 오히려 만성간염이나 간암, 간경변 등 증에 쓰는 한약이 따로 있다.

한약으로 간을 치료하는 청간해독탕 같은 좋은 약이 있음에도 한약은 간에 해롭다는 생각만을 하고 있는 분들이 많아 안타깝다. 한약에 대한 편견이나 오해, 선입견을 버렸으면 좋겠다.

지방간에 좋은 대표적인 식품이 민들레이다.
민들레는 만성간염과 지방간, 간질환에 효과적인 약재이자 식품이다.
민들레 속에는 간에 좋은 성분으로 핵산, 실리마린, 콜린이 있다.

핵산은 세포의 면역력을 키워주는 절대적인 역할을 하고, 실리마린은 세포막을 튼튼하게 하면서 효소들의 작용을 도와 간세포 재상을 촉진시키는 역할을 한다. 콜린은 간경화, 가염, 담석, 황달증세, 간 기능개선에 탁월하여 간 영양재로 널리 쓰인다. 또한 민들레는 당뇨, 변비, 고혈압, 폐, 기관지, 항암효과 등에도 좋은 것으로 나타나고 있다.

그 외에 지방간에 좋은 음식으로는 단백질이 많이 함유된 식품 콩, 두부, 달걀, 우유, 닭고기, 생선, 조개, 쇠고기 등이 있고, 비타민이 많이 함유된 식품으로는 당근, 장어, 파슬리, 땅콩, 깨, 쇠간, 고등어, 말린 표고버섯, 토마토, 브로콜리, 참치회, 명란젓, 고구마, 생선류 등이 있고, 미네랄이 많이 함유된 식품으로는 채소류, 동물의 간이 좋다.

지방간에 나쁜 음식으로는 **곡류 볶음밥, 버터, 프렌치토스트, 케이크** 등과, 어묵류 어묵류를 이용한 찌개, 튀김류, 전류, 볶음 등을 이용한 음식이 있으며, 마요네즈를 이용한 샐러드, 기름을 이용한 튀김, 볶은 음식 등이 해롭다. 그리고 유제품으로는 치즈나 아이스크림이 해롭고 과자류로는 캐러멜이나 쿠키, 스낵 종류가 좋지 않다. 견과류로는 잣, 호두, 땅콩도 지방간에 좋지 않은 것으로 보고되고 있다.

음주를 하는 사람이 지방간이라면 당연히 끊어야 한다. 술을 한 잔이라도 마시지 않도록 해야 한다. 지방간 환자가 술을 마시면 결국 간경변증으로 가기 때문이다.

몸무게가 많이 나가면 지방간을 의심한다. 체내에 중성지방이 많으면 당연히 지방간도 생길 가능성이 높기 때문이다. 그러나 갑자기 체중이 확 줄어도 지방간을 의심해야 한다. 체중이 준다고 무조건 기뻐하기만 할 것은 아닌 것은 지방간이 생겨도 급격한 체중감소가 올 수 있기 때문이다.

지방간이 있는 분이라면 유산소 운동을 많이 하는 것이 좋다. 유산소 운동을 하면 콜레스테롤을 분해해서 지방간의 감소가 이루어지는 것은 물론이고, 엔도르핀의 분비증가로 기분이 좋아지고 상쾌해져서 우울증, 불면증 등의 정신적 질환에도 크게 도움이 되기 때문이다.

일반적으로 지방간이 있는 사람들은 지방간만 있는 것이 아니다. 간에 지방이 끼일 정도라면 다른 장기도 무사하지 않다고 보아야 한다. 지방심으로도 얼마든지 이환될 수 있다. 그래서 지방간은 초기단계에서 적극대처를 해야 한다.

한의학적으로 볼 때 지방간 치료에 탁월한 것으로 결명자와 양파차를 꼽을 수 있다.

결명자는 여러가지 효능이 있지만 그 중에서도 간 기능을 정상화시키는 청간작용과 신장기능의 강화작용이 뛰어나다. 간열로 인해 생기는 시력감퇴 백내장 녹내장 등 눈병의 예방은 물론 변비를 없애주고 혈액과 간 등 조직세포의 지방분해를 도와 고혈압 동맥경화 고지혈증 지방간 등의 증상 개선에도 좋다.

특히 간에 열독이 맺혀 혈액검사상 지방간 수치가 높게 나타났을 때 차처럼 끓여 마시면 지방간 수치가 금방 낮춰지는 효과를 볼 수 있다.

양파는 구충 · 살균 · 방부 작용도 있고 강력한 발한 이뇨 해독 작용을 가진 식품이다.

비타민 B1의 체내 흡수를 높이고 세포에 활력을 주며 혈액을 정화하는 효능도 발휘한다.

뇌의 대사활동을 돕는 산소를 늘려주기도 한다.

양파는 또한 노화로 인해 약해진 혈관벽을 튼튼하게 해주며 혈액 속의 지방이 응고돼 혈관벽에 들러붙지 않도록 막아주고 피를 맑게 하며 혈액순환을 활발하게 하는 작용이 뛰어나서 결명자처럼 고혈압 저혈압 동맥경화 등 심혈관질환 예방에 도움이 되는 좋은 식품이다.

영적으로 보면, 우리 몸은 하나님의 영이 거하시는 거룩한 성전이다. 성전을 더럽히는 자는 하나님이 멸하신다고 하셨다 (고전 3:17).

그리스도인은 음식을 하나 먹더라도 성전개념을 생각하는 사람들이다. 몸에 해로운 중성지방을 많이 생성케 하는 음식을 먹는 것도 알고 보면 몸을 더럽히는 일이다.　우리 몸은 단순히 육체가 아니라 하나님의 영이 거하시는 거룩한 성전이기에 음식 하나 먹는 것도 조심을 해야 한다.

　우리의 많은 생활습관들 가운데 음식관계로 몸을 더럽히는 습관이 너무나 많다. 지방간 역시 그러한 범주를 벗어나지 못한다. 특히 간은 몸속의 독소를 제거하는 기관이다. 우리 몸속에서 간이 가장 큰 것은 어찌 보면 음식이나 독소를 너무나 많이 먹고도 마시는 때문이 아닐까 싶다. 하나님이 우리 몸의 정화를 위해서 주신 간, 그 간을 깨끗이 지켜나가기 위해 간에 해로운 중성지질을 특별히 조심하는 습관을 키우자. 우리 몸은 조금만 조심하면 많은 것으로 보답을 해주는데 그렇지 못해 많은 화를 당하기도 하기 때문이다.

26.

겨울철 3대
감염성 질환

생활습관병의 예방과 치료

생 활 습 관 병 의   예 방 과   치 료

겨울철 3대
감염성 질환

겨울철에도 감염성 질환이 활개를 친다.

감염성 질환이라고 해서 여름에만 생기는 것이 아니다.

겨울철 3대 감염성 질환은 독감, 대상포진, 패혈증이다.

독감은 인플루엔자라고 하는 바이러스에 감염되어 발생하는데 감기보다 고열이 나고 근육통이 심하며 증상이 훨씬 강하다.

일반 감기와 다른 점은 독감의 경우 콧물, 기침, 인후통 등의 국소적인 증상보다는 발열, 근육통, 두통 등의 전신적인 증상이 훨씬 더 뚜렷하게 나타난다는 것이다.

독감은 주로 날씨가 춥고 건조한 10월~5월까지 발생률이 높다.

독감예방주사를 맞아주는 것도 도움이 되는데 그런다고 해서 100% 막을 수 있는 것은 아니다. 60대 이상의 중년층의 경우 독감예방주사를 맞아도 60%정도만이 예방의 효과를 본다고 보고되고 있다.

독감은 전쟁보다 무섭다. 실제로 통계에 의하면 1차 세계대전 때 4년 동안 전쟁으로 죽은 사람이 800만 명인데 비해, 그 당시 스페인 독감으로 6개월 만에 죽은 사람이 2,500만 명이라고 한다.

겨울철에 독감에 걸리면 삶의 질이 형편없이 떨어지고 심하면 합병증으로 사망할 수도 있다.

독감에 걸리면 삶의 질이 형편없이 떨어진다. 그래서 겨울철엔 독감에 걸리지 않도록 각별히 조심해야 한다.

독감은 과로해서 생긴다.

과로하면 피로하기 마련이고 피로하면 원기가 허약해진 틈을 타서 독감 인플루엔자가 침입한다. 독감은 손에 의해서도 전염이 된다.

보통 공기전염이라고만 생각하는데 사실은 손을 통한 전염률이 더 높다. 독감이나 감기는 손을 잘 씻으면 예방할 수 있는데 사소한 것처럼 보이는 손 씻기를 소홀히 해서 겨울 내내 감기나 독감을 앓는 사람들이 많다. 특히 지하철이나 버스 등 대중교통을 이용하거나 식당등 공공의 장소에 드나들 때는 반드시 손을 씻는 습관을 길러야 한다.

그러고 보면 감기에 자주 거리거나 독감에 많이 걸리는 것도 생활습관에서 오는 생활습관병이 아닐까 싶다.

대상포진은 수두 바이러스가 신경절에 감염되어 일어나는 병이다.

수두-대상포진바이러스(varicella-zoster virus, VZV)가 소아기에 수두를 일으킨 뒤 신경 주위에서 무증상으로 남아 있다가 VZV에 대한 면역력이 떨어지면 신경을 타고 나와 피부에 발진이 생기면서 심한 통증을 유발하는 질병이다.

신경절 자체를 공격하기 때문에 수포가 생기면서 극심한 통증이 생긴다.

대상포진으로 인한 통증은 애기 낳을 때의 산통보다도 열배는 더 심하고 끊임없이 아프기 때문에 무척 고통스럽다.

특히 얼굴이나 머리부위에 대상포진이 발생하면 바이러스가 뇌로 진입할 수도 있어 극히 위험하다.

대상포진은 급격하게 몸이 약해졌을 때 생긴다.

즉, 다이어트를 위해 음식을 너무 적게 먹는다든지, 운동을 너무 심하게 해서 급격히 체중이 빠졌을 때, 또는 병중에 몸이 많이 쇠약해졌을 때 몸 속에 있던 수두 바이러스가 준동하여 병을 일으킨다.

바이러스균은 한번 들어오면 나가지 않고 죽지 않는다.

몸의 면역력, 원기가 부족해지면 바이러스가 활동하기 때문에 면역력을 약화시키지 않도록 조심해야 한다.

대상포진은 한창 원기가 왕성한 젊은이들 보다는 나이가 든 중년의 시기에 많이 발생한다. 그리고 어떤 만성소모성 질환으로 앓고 있을 때 합병증으로 많이 나타나기도 한다.

노환으로 고생하는 분들이 생각지도 않았던 대상포진에 걸려 설상가상으로 고통당하는 일들이 너무 많다.

한의학적으로 볼 때는 모두 원기 부족증이다. 우리 몸에는 원기와 사기, 즉 병 기운이 있는데 원기가 강할 때는 사기가 힘을 못 쓰지만, 원기가 부족해지면 사기 즉 병 기운이 활개를 친다.

그래서 대상포진 같은 병은 원기가 부족한 사람들에게 많이 생긴다.

남자와 여자를 막론하고 중년이 되어 갱년기를 지나면 몸의 원기를 보하는 약을 미리미리 써주는 것이 좋다. 막상 병이 나면 보약을 쓸 수 없다. 보약은 미리 써서 병을 예방하는 것이다.

우리 몸의 기운이 넉넉하면 병사가 감히 침범하지 못하기 때문이다. 특히 바이러스는 평소에 우리 몸속에 침입하면 뼛속 골수에 박혀서 칩거해 있다가 몸의 원기가 부족하거나 과로했을 때, 또는 영양실조가 됐을 때 튀어나와서 가장 만만한 곳에 들어붙는다.

그곳이 점막이면 헤르페스가 생기고 신경절이면 대상포진이 된다.

가벼운 헤르페스로는 입안이나 입술, 치은 등에 생기는 염증이지만 그것이 귀 뒷쪽의 유양돌기안 점막에 붙으면 졸지에 구안와사, 와사풍이 오기도 한다. 그래서 중년을 넘긴 나이라면 병이 오기 전에 원기를 보하는 약재를 미리 써둘 필요가 있다.

이럴 때 쓰는 보약으로는 팔미환, 십전대보탕, 녹용대보탕 등이 있는데 인삼은 기를 돕고 녹용은 피를 보하는 약재인 만큼 인삼과 녹용을 함께 쓰는 처방이 필요하다.

패혈증은 감염성 질환 중 가장 무섭다.
몸속에 무슨 염증이든 있으면 그것이 패혈증으로 악화될 가능성이 있다.

특히 몸의 면역력이 부족한 사람이 만성적인 염증이 있으면 그것 때문에 패혈증으로 되어 피가 썩을 수 있다. 패혈증으로 피가 썩으면 갑자기 사망하게 된다.

패혈증은 한방적으로 볼 때 극허증이다.

기와 혈이 극도로 쇠약해져 있을 때 순식간에 몸의 저항력이 무너져 내리는 것이다. 결핵이 결핵균 때문에 생기는 것이지만 실은 영양실조가 원인이듯이 패혈증 역시 염증이 마음껏 활개칠 수 있는 환경을 만들어놓은 것이 더 문제다.

병균이 살려면 온도, 습도, 영양이 필요한데 그에 적확한 환경이 되니까 활개를 치는 것이다. 몸의 온도가 1도 내려가면 면역력이 30~40% 떨어진다는 말이 있다. 겨울철에 패혈증이 많이 생기는 것은 겨울에 춥기 때문에 몸의 보온을 잘하지 못하면 저체온증으로 면역력이 급속히 떨어지기 때문이다.

겨울철에는 특히 감염성 질환에 조심해야 한다.

그러기 위해 몸의 면역성을 높여야 한다. 잘 먹고 잘 쉬고 잘 움직여야
하고 특별히 보온에 힘써야 한다..

겨울의 감염성질환은 몸을 차게 해서 생기는 것들이기 때문이다.

면역성은 한방에서는 원기 또는 양기, 정기라고 한다.

원기가 떨어지면 생각도 안했던 감염성 질환에 걸려 고생할 수가 있다.

겨울철에는 특히 먹거리를 신경 써서 영양가 있는 음식을 골고루 먹을
필요가 있다.

음식을 많이 먹기 보다는 영양식을 해야 한다.

균형 잡힌 음식을 먹는 것이 중요하다.

감염성 질환의 예방에는 면역력 강화가 제일이기 때문이다.

영적으로도 마찬가지이다.

영적인 겨울이 있다.

영적으로 춥고 힘들고 배고플 때이다. 각종 어려움이 한꺼번에 닥쳐오
는 때, 어떻게 손쓸 방법이 없을 때, 영적인 겨울이다. 성경에도 있다.

심판의 날이 겨울에 오지 않도록 조심하라고. 영적인 겨울은 말씀의 공
급을 받지 못하는 때이다.

하나님과 거리가 멀어져서 기도가 안 되고 기도해도 응답을 받지 못하
는 때이다. 이럴 때 감염성 질환에 걸리면 치명적이다. 사탄의 먹잇감이
되지 않도록 조심하라는 말씀이다.

인생의 겨울, 영혼의 겨울에 감염성 질환에 안 걸리기 위해서 평소에 조
심해야 하리라. 영적인 무장을 하고 빈틈을 보이지 않아야 하리라. 하나
님을 두려워하며 사랑하면서 말씀에 순종해야 하리라. 그러지 않으면 영

적인 겨울이 왔을 때 한순간에 감염성 질환에 걸려 넘어지고 말 것이기 때문이다.

27.

요통

생활습관병의 예방과 치료

생 활 습 관 병 의   예 방 과   치 료

요통

요통이란 허리부위에서 다리까지 광범위하게 나타나는 통증을 말한다.

보고에 의하면 직장생활하는 남성의 1/4은 1년 동안 한 번 이상 요통 경험을 갖고 있고, 그들 중 1/12은 직장 근무를 못하고 휴식을 취해야 할 정도이다. 따라서 직장 남성의 60%는 요통을 경험하게 되며, 45세 이상의 연령층에서 심장질환과 류머티스 관절염 다음으로 요통 환자가 많은 것으로 보고되고 있다.

요통이 생기는 원인으로는

1. 긴장된 자세

구부정한 자세는 요추의 정상적인 곡선을 사라지게 하여 평평한 허리가 되게 한다. 오래 서 있으면 허리가 뒤로 젖혀지는 상태가 되어 허리 뒷 쪽으로 통증이 유발된다. 허리 뒷쪽을 유발된 통증은 다리까지 연결되는 좌골신경통으로 이환될 수 있다. 허리에서 다리까지 가는 좌골신경은 허리에 문제가 있으면 금방 다리까지 그 증상이 뻗어나간다.

2. 근력의 불균형

허리와 복부근육의 불균형은 허리의 통증을 유발시킨다.

평소에 허리운동을 안하는 사람이 어느 날 갑자기 자세 변경을 하거나 잠을 잘못 잤을 때 근육이 틀어지면서 요통이 생길 수 있다. 이때의 요통은 일시적인 것이긴 하지만 그 통증은 매우 심하며 꼼짝 못하고 드러누울 수밖에 없을 때도 많다. 평소에 허리와 다리운동을 자주 해주는 사람은 웬 만한 힘든 일이 있어도 발생하지 않는 문제다. 그런 의미에서 평소운 동생활습관이 요통예방에 중요한 관건이라 할 수 있다.

3. 근육경련(좌상이나 염좌)

주로 운동부족으로 허리 근력이 약하거나 피로가 지나칠 때 또는 갑작스럽게 무거운 부하를 감당하지 못할 때 발생한다. 이것은 척추에 가해지는 과도한 힘에 의해 불안정한 힘의 균형을 유지하려고 척추를 지지하는 인대와 근육이 늘어나거나 파열되어 생긴다. 특히 중년이후의 성인들에게는 인대가 갑자기 늘어나거나 찢어지는 일도 빈번하다. 근육경련이라고 가볍게 생각하지 말고 요통이 생겼을 때는 처음부터 정확한 진찰을 받고 치료를 해야 한다. 약간 늘어진 근육이나 인대라도 그대로 두면 더 늘어지고 찢어질 수 있기 때문이다.

4. 골다공증에 의한 척추 손상

노화현상과 신체활동의 부족은 인체 내 뼈를 생성하는 반응이 느려져서 뼈의 무게를 정상적으로 유지하지 못하게 된다. 이러한 골다공증의 경우 척추는 다른 뼈와는 달리 부러지기보다는 눌려서 찌그러지는 경우가 많이 있다. 척추 협착증이 대표적인 경우인데 이럴 경우 통증은 곧바로 일어나지 않고 몇 시간이 경과한 후에 심하게 나타나게 된다. 일반적으로 30대 중반부터 뼈의 노화가 일어나기 시작하는데 30대는 0.5%, 35세는 1%, 40세는 1.5% 등으로 뼈 물질이 빠져나가서 뼈가 약하게 된다. 척추가 손상이 되면 키도 작아진다. 한창때보다 키가 작아지면서 허리가 구부러지는 등의 현상이 나타나기 시작하면 골다공증에 의한 척추손상이라고 보아도 무리가 없다.

5. 척추질환을 가지고 있거나 생리통이나 골반 내에 염증이 있거나 스트레스, 긴장, 불안 등이 있을 때도 요통이 생길 수 있다.

이럴 경우는 뼈 자체의 문제보다도 내부 장기의 문제일 경우가 더 많다. 혹 뱃속의 암이나 혹 등의 이유로 요통이 오는 수도 있다. 요통이라고 해서 꼭 허리뼈만의 문제로 생각해서는 안 된다. 나타나는 증상에 따라 다양한 원인을 가지고 있기 때문이다.

요통의 증상으로는 허리만 아픈 경우, 허리나 다리가 같이 땡기면서 아픈 경우, 저리거나 열이 나는 경우, 그리고 전신적인 통증과 마비가 오는 경우 등이 있다.

요통은 대부분 쉽게 치료가 되지만 보존적 치료로 통증이 완화 될 수 있으며, 요통환자 중 2% 정도만 수술적 치료를 필요로 한다.

보존적 치료로는 급성기에는 물리치료나 약물치료를 할 수 있고, 만성 요통일 경우에는 올바른 자세와 허리를 강화시키는 운동이 필요하다. 요통에는 운동과 물리치료만 잘 해줘도 금방 통증이 완화되고 회복되는 경우가 많다. 허리를 받치고 있는 힘줄은 뒷 쪽으로 세겹, 좌우에 각각 두겹씩 있는데, 그 힘줄의 인장강도가 대단히 강하다. 그래서 왠 만한 충격이나 무게에는 찢어지거나 늘어지지 않게 되어있다. 하지만 나이가 들거나 계속적인 운동부족, 병후 원기의 부족 등 증이 이어지면 힘줄이 갑자기 약해져서 요통을 유발시키기도 한다.

요통은 생활습관병 중의 하나이다. 평소에 허리를 조심하고 꾸준한 운동을 해주면 얼마든지 예방할 수 있는 병이기 때문이다. 허리디스크질환이 많지만 평소에 생활습관만 좀 바꿔주면 그 또한 얼마든지 미리 막을 수 있는 병이다. 그래서 요통도 생활습관병 중의 하나에 포함된다.

오장육부의 기능이 저하되거나 기와 혈이 정체 될 때, 타박이나 골절등의 외상, 과도한 성생활, 과로,스트레스, 감기나 몸살 등으로 체력이 급격히 떨어질 때, 선천적으로 허리가 약한 경우 등으로 나타난다.

가장 많은 임상적인 원인을 살펴보자면 대략 아래의 세 가지로 나눌 수가 있다.

1. 담음요통과 어혈요통

갑자기 삐꺽하거나 인대가 늘어지고 찢어지는 경우를 한방에서는 담이 들었다고 하며, 이로 인한 요통을 담음요통 또는 어혈요통이라 한다. 담음요통은 어혈로 오는 요통과 구분되는데, 담음요통은 가만있으면 안 아프고 움직이면 아파서 움직일 수 없는 것인데 비해, 어혈요통은 가만있으면 아프고 움직이면 아프지 않는 차이가 있다. 어혈이란 자체가 피가 몰려있는 것인 만큼 가만히 있으면 피가 몰려서 아프고, 움직이면 피가 흩어지니까 아프지 않는 것이다.

요통의 초기에 나타나는 병증으로 가미사물탕 등으로 치료하면 금방 낫는다.

2. 식적요통

한방에서 비위라고 하면 소화기관을 말한다.

요통 중에는 소화기관의 소화흡수력이 떨어져서 나타나는 요통이 있다. 이럴 경우는 요통 뿐만 아니라 반드시 위장증상까지 같이 겹치게 된다. 소화가 잘 안되면서 허리가 아프다든지, 허리가 아프면서 속이 미식 거린다든지, 밥맛이 통 없으면서 허리가 아프다든지 하면 대부분 식적요통이라고 본다. 이럴 때는 허리 뿐 아니라 위장을 다스려주는 약을 같이 쓴다.

인삼이나 창출, 백출, 산사육 등과 함께 원두충, 소회향, 건강 등을 넣어 치료한다.

3. 신허요통

한방에서 신기라고 하면 양기, 정력을 의미한다. 신허요통이란 갱년기 이후에 양기가 떨어지면서 허리아픈 병이 낫지 않는 것을 말한다. 무슨 이유에서든 허리아픈 병이 오랫동안 낫지 않고 시간을 자꾸 끌면 신허요통이 되기 쉽다. 신허요통은 양기부족증을 동반하기 때문에 이럴 때는 통증치료만 하는 것이 아니라 양기를 보하고 도와주는 약물을 같이 써야 한다. 물론 모든 요통증에 침이나 뜸, 물리치료를 같이 겸하지만 특히 신허요통같은 경우는 우리몸의 기와 혈, 특히 신기를 크게 보해주는 약재를 써야만 치료가 될 수 있다. 신허요통에 쓰는 대표적인 한약으로는 육미지황탕, 팔미환, 신기환, 십전대보탕,우차 신기환 등이 있는데 이런 약재를 써서 신허를 보하면서 국부적으로 침이나 뜸, 부항, 물리치료 등을 겸해주면 경과가 아주 좋아진다.

요통은 치료를 하면서 스스로 운동을 하면 더욱 빠른 효과를 볼 수 있다.
요통을 치료하는 관건은 허리주위의 늘어진 인대를 쪼여주고 힘이 들어가게 하는 것이다.
허리 아플 때 하는 운동을 몇 가지 소개해 본다.

많이 아플 때에는 쉬는 것이 가장 좋다
특히나 허리 아플 때 하는 운동의 전제조건이 급작스레 찾아온 통증의 경우에는 운동을 하지 않는 게 좋다.
그러나 만성적인 요통이나 통증이 약간 있을 때 운동을 하면 통증완화에 도움이 된다.

허리근육이 긴장되어 있고 뭉쳐있는 것을 스트레칭으로 풀어주어 통증을 가라앉게 하는데 목적이 있다.

1. 편안하게 누워준다.
2. 호흡은 내쉬면서 배는 아래로 밀어준다. 그렇게 하면 허리가 바닥에 닿게 된다. 다시 숨을 들이 마시면서 원 위치 해주고 다시 내쉬면서 허리는 바닥에 닿는 방식으로 3번 반복한다.
3. 첫 번째 동작을 마친 후에는 한쪽 다리를 굽혀서 양손으로 무릎을 잡고 가슴으로 당겨준다. 허리근육 이완에 도움을 주어 통증완화에 효과적이다. 당연히 반대쪽 다리도 그렇게 한다.
4. 그리고 양쪽무릎을 당겨준다.
당길 때에는 호흡을 내쉬어주는 것이 맞다.
5. 무릎을 굽힌 허벅지에 반대쪽 다리를 올려놓는다.
그리고 양손으로 굽혀진 다리를 잡고 쭈욱 당겨준다.

이때 턱과 다리의 방향은 반대로 되는 트위스트가 되어야 한다
양팔은 옆으로 쭉 펴서 바닥에 붙이고 이 상태로 3초 버티고 반대편으로 해주도록 한다.
당연히 허리가 많이 아플 때 허리 운동은 피해야 하지만, 허리 아플 때 좋은 운동을 통해서 허리 건강을 위해서 해주는 운동은 필요하다.

그 외의 또 다른 운동으로는 뒤로 걷기를 하는 것이다.
허리를 꼿꼿이 펴고 뒤로 걷는 연습을 해주면 허리와 다리를 연결해주는 근육, 신경, 인대의 치료에 좋다. 뒤로 걸어주면 평소에 안 쓰던 부분들이 쓰이고, 평소에 많이 썼던 부분들은 쉬게 되므로 치료의 효과가 있는 것이다. 실제 만성요통 환자들에게 뒤로 걷기를 권하고 있다.

많은 사람들이 요통의 치료는 당연히 뼈를 치료한다고 생각하기 쉬운데 실은 꼭 그렇지만은 않다.

우리 몸의 모든 뼈가 뼈만으로 이루어져있는 것이 아니고 인대, 신경, 근육에 둘러싸여 있다. 그래서 사실은 뼈의 질환이 아닌 인대, 신경, 근육계의 질환일 경우가 훨씬 더 많다. 한방에서는 근육의 긴장을 풀어 나쁜 피 어혈을 풀어주는 치료법을 쓴다.

어혈의 치료에 가장 먼저 쓰는 약재는 홍화다. 홍화는 잇꽃이라고도 불리는데 몸속의 나쁜 피, 어혈덩어리를 풀고 치료해주는 데 제일로 치는 약재다. 홍화는 많이 먹는 약재가 아니다. 평생 어혈을 치료한다면서 홍화만 계속 먹는 분을 본 적이 있는데 그렇게 하면 피를 파혈시켜서 오히려 몸에 해롭다. 홍화는 그때 잠깐 먹는 일시적인 파혈제이다.

오랫동안 허리가 아프고 낫지 않을 때는 두충을 달여 먹는 것이 좋다. 두충은 원래가 허리에 먹는 약인데 속단과 함께 달여서 먹으면 요통의 치료에 아주 효과적이다. 두충은 우리나라에서 나는 원두충이 가장 효과가 있고 중국산 당두충보다 가격이 조금 비싸지만 효과면에선 비교가 안 된다. 원두충은 약으로도 좋지만 차로서 달여 먹어도 된다. 두충차는 허리 아픈 병에도 좋고 남성의 양기도 도와주는 중요한 약재로 통한다.

우리 몸은 성전이다. 성전개념으로 살면서 항상 운동을 해주는 것은 성전을 깨끗하게 건사하는 중요한 일이다. 사람 몸은 육체만으로 이루어진 것이 아니라 영혼과 육체로 되어 있다. 그래서 성전을 제대로 건사하려면 영혼과 함께 육체도 소중히 여길 줄 알아야 한다. 요통환자들의 대부분은 몸을 무리하게 써서 생긴다. 쉬어야 할 때 쉬어주고 움직여야 할 때 적당히 움직여주면 허리에 무리가 가지 않는다. 몸은 조금 무리했다고 금방 탈이 나고 망가지는 그런 허약한 기관이 아니다. 하나님은 우리 몸을 120세까지는 족히 쓰고도 남도록 여유 있게 만들어주셨다.

평소에 운동을 많이 하고 허리를 잘 관리하는 것은 결국 성전을 관리하는 일이다. 하나님의 영이 거하시는 거룩한 성전을 성전답게 지키기 위해 허리관리를 잘해야 한다.

가장 영적인 사람은 가장 인간적이란 말이 있다. 가장 영성이 풍부한 사람은 인성 또한 가장 풍부하다고 한다. 자신의 몸을 가장 잘 돌보는 사람이 자신의 영혼도 잘 돌보게 될 것이고, 자신을 사랑하는 사람이 결국 남도, 이웃도 사랑할 줄 알게 될 것이다.

28.

스트레스의 처리

생활습관병의 예방과 치료

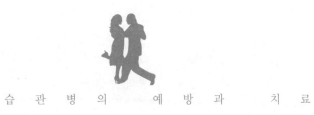

생 활 습 관 병 의   예 방 과   치 료

스트레스의 처리

한의학에서는 스트레스를 그냥 사(思)라고 한다.

사라고 하는 건 단순히 생각하는 게 아니다.

한의학 원전인 황제내경 영추 본신편에 보면, 인지이 존변 위지사 (因志而 存變 謂之思)라 했다.

즉, 의지를 가지고 하나의 사건을 자꾸자꾸 반복해서 생각하는 것을 사(思)라고 말한다.

그렇게 되면 지나치게 집중하고 고착된 사고로 말미암아 불안, 초조해서 결국 신(腎)을 상하고 비(脾)도 상하게 된다고 기록되어 있다.

현대의학적으로 말하면, 편집증(paranoid)에 가깝다.

하나의 일에, 사안에 대해 계속적으로 집착하며 도무지 거기에서 놓임 받지 못하는 것이다.

또, 강박증에도 가깝다. 똑같은 생각, 잡념이 끊임없이 생겨서 도저히 배겨나지 못하는 강박사고와 똑같은 행동을 자꾸만 하게 해서 안하곤 배기지 못하게 하는 강박행동을 말한다. 모두다 현대인들에게 적지 않은 증상들이다. 한의학에서 말하는 사라고 하는 것은 바로 그렇게 정신병적인 증상들을 말한다.

이것이 오래 가고 쌓이면 우리 몸의 비장과 신장을 상한다고 했다.

비기는 후천의 원기로 비장은 후천의 원기를 주관하는 장기이고, 신기는 선천의 원기로 신장은 선천의 원기를 주관하는 장기를 말한다.

다시 말하자면 스트레스는 선후천의 모든 원기를 다 소모시키고 상하게 하는 주된 요인이라는 뜻이다.

복잡한 현대를 살면서 편집증과 강박증까지는 안가더라도 그와 유사한 증상을 발하는 경우가 너무 많다.

흔히 스트레스라고 간단히 말해 버리지만 실은 그게 엄청 무서운 내부의 적이다. 숨어서 가만히 기회를 엿보는, 때가 되면 우리 몸을 한순간에 무너뜨릴 수 있는 무서운 적이다.

스트레스에는 두 종류가 있다.

양질의 스트레스와 악질의 스트레스가 있다.

양질의 스트레스는 유스트레스라고 하여 몸에 좋은 스트레스이고, 악질의 스트레스는 디스트레스라고 하여 몸에 나쁜 스트레스이다.

유스트레스는 적당한 긴장감이 기분 좋은 흥분을 일으키는 것을 말하고, 디스트레스는 나쁜 스트레스로 불안과 침체를 가져온다.

유스트레스는 엔돌핀의 분비를 촉진시켜서 부교감신경 우위가 되게 하는 반면, 디스트레스는 스트레스호르몬인 아드레날린, 노르에피네프린의 분비를 촉진시켜 교감신경우위가 되게 만든다.

양질의 스트레스는 기분 좋은 스트레스다.

애인을 만나러간다든지. 잔치에 참석하기 위해 옷을 다리고 준비하면서 받는 스트레스이다.

그런 스트레스는 엔돌핀을 적극적으로 생산케 하고 흥분시키므로 모든 기능을 조금씩 업그레이드 시킨다.

이것은 바로, feeling good 이다.

우리에게 주어지는 모든 스트레스를 긍정적인 스트레스로 받아들이면 체내에서도 양질의 호르몬이 많이 분비된다. 특히 뇌에선 더욱 그렇다.

반면에 악질의 스트레스가 있다.

그건 코티손 호르몬의 분비를 촉진시키는 그야말로 기분 나쁜 스트레스를 말한다.

그때는 모든 기능이 떨어지고 호르몬 및 소화액의 분비가 감소되며 기분이 극도로 저하된다.

동시에 전쟁준비, 전투준비로 돌입하게 한다.

눈동자가 확대되고 근육이 굳어지며, 심박동이 빨라지는 교감신경 흥분 증상이 생기게 된다.

병적으로 문제되는 건 바로 이런 경우이다.

양질의 스트레스는 삶에 활력을 주고 능률을 오르게 한다.

문제되는 건 언제나 악질의 스트레스다.

우린 항상 남에게 스트레스를 받기만 한다고 생각하지만, 조금만 생각해보면 우리들 자신이 또한 엄청난 스트레스 원이 될 수도 있다.

결과는 반대로 나타난다.

유스트레스로 엔돌핀의 분비가 촉진되면 기분 좋은 안정감을 누리지만, 디스트레스로 아드레날린, 노르에피네프린 호르몬의 분비가 촉진되면 교감신경이 흥분되어 불안, 긴장, 두려움이 더 가속화되기 때문이다.

디스트레스가 생기면 성기능장애도 온다. 실제로 성적인 장애를 가진 사람의 대부분이 성기능 자체가 문제가 있어서 라기 보다는 디스트레스로 인한 경우가 훨씬 많다. 신경쇠약에 걸리면 성신경쇠약도 함께 오기 때문이다. 우리의 일상에서 큰 스트레스가 한번 오든지, 아니면 작은 스트레스가 자주 오든지 결과는 같다.

한방에선 이를 사(思)라고 불렀다. 너무 집착해서 자꾸 그 망령이 떠오르는 것이다.

그 생각에 사로잡혀서 꼼짝을 못하는 것, 그 모든 것을 간단히 사라고 부르고 있다.

한방적인 치료법으로는 향부자나 오약, 진피 등을 이용해 우리 몸의 기를 순환시키는 방법으로 치료한다.

그리고 기의 순환을 시켜주기 위해 수소음 심경락이나 수궐음 심포경락 그리고 족소음 신경락등의 경혈을 취하여 침을 놓기도 한다.

특히 머리부위는 스트레스를 많이 받을 때 직접 자극해주면 효과가 있다.

머리 꼭대기의 백회혈이나, 눈과 귀 사이 한복판의 태양혈 등은 침으로가 아니라 지압만 해줘도 큰 효험을 본다.

스트레스가 심할 때 발 맛사지도 효과가 있다.

발바닥을 주물러주면 용천 혈 등이 압박을 받으므로 기의 순환을 촉진시켜주는데 큰 도움을 줄 수 있다.

운동요법도 덧붙이고 싶다.

머리쪽은 양이요, 다리쪽은 음인데 스트레스를 받고 신경을 과도히 쓰면 모든 기가 양 즉, 머리쪽으로 다 몰린다. 그래서 머리쪽으로 몰린 스트레스를 풀어버리기 위해서도 다리운동을 많이 해야 한다.

발을 많이 움직이는 운동, 등산이나 조깅, 걷기, 줄넘기...등을 많이 하면 머리쪽으로 몰렸던 기가 다리쪽으로 순환이 되면서 땅을 통해 방산되어진다. 그러면 자연히 풀어진다.

머리가 맑아지면 온 몸이 가벼워진다. 그건 바로 스트레스를 푼다는 말이다.

한방에서는 사가 쌓이거나 지나치면 화가 된다고 본다. 화란 불을 말하는데 불의 특성은 위로 타오르는 것이고 태우는 것이다. 화에 쌓인 사람은 가슴 윗쪽이 불안해지고 답답해지며 얼굴에 열이 오르고 더워지면서 가슴이 불붙는 것 같아진다. 화가 건강하게 표현되지 못하면 쌓여서 울화가 된다. 울화는 울화병으로 터져나오게 된다. 감정의 질량도 불변의 법칙을 따른다. 한번 속에서 생긴 울화는 그냥 그대로 없어지지 않고 자꾸 쌓여나간다. 평소에 생긴 크고 작은 감정은 그 하나하나가 크고 작은 스트레스로 화가 되어 쌓여져가는 것이다. 건강하게 처리되지 못한 울화는 때가 되면 몇 십배 몇 백배의 크기로 터진다. 그땐 도무지 생각하지도 못했던 엄청난 사건이 생기기도 한다. 그래서 스트레스의 건강한 처리는 중요하다.

스트레스의 건강한 처리를 위하여 가장 중요한 것은 감정을 존중해주는 것이다.

어떤 문제가 생겼을 때 내가 받는 스트레스, 나의 감정이 무엇이며 어떤 욕구 때문에 생겼는지를 정확히 이해해야 한다. 뿐 아니라 상대방의 감정과 욕구 또한 존중하고 이해해주어야 한다.

말을 할 때에도 상대방의 욕구와 감정을 존중하는 말을 먼저 해주어야 한다. 그리고 나서 나의 솔직한 욕구와 감정 또한 표현해야 한다. 감정에는 거대감정과 미세감정이 있는데 그 모든 감정을 다 표현하는 사람이 건강한 사람이다. 대부분의 사람들은 자신의 감정은 숨긴다. 곤란하고 어려운 일이 있을 때 전혀 안 그런 것처럼 감정을 숨기고 은폐한다. 하지만 그런다고 감정이 없어지는 것도 약해지는 것도 아니다. 속에선 여전히 부글부글 끓고 그대로 두면 곧 폭발해버리게 된다.

그래서 건강한 처리법은 감정과 욕구를 솔직하게 있는 대로 다 표현하는 것이다. 물론 그전에 먼저 상대방의 감정과 욕구를 인정하고 존중해주어야 한다. 그렇게 하면 스트레스가 쌓이지도 않고 폭발하지도 않는다. 그때그때 건강하게 처리되어버렸기 때문이다.

죽고 사는 것이 혀의 권세에 달려있다고 했다. 혀를 쓰기 좋아하는 자는 그 열매를 먹을 것이라고 했다.

잠언서 18장 21절 말씀이다. 혀로, 입으로 어떤 말을 하며 어떤 감정을 표현하는가에 따라서 살고 죽는 문제가 결정된다는 말이다.

그리스도인도 이 땅에 발을 딛고 사는 사람들이며 육체를 가진 사람들이다.

공중의 이슬만을 먹고사는 사람도 아니요, 구름위에 사는 천사 같은 존재도 아니다. 하나님을 사랑하고 이웃을 사랑해야 하지만 그러지 못하는 한계가 많다. 그래서 스트레스는 더욱 쌓인다.

그럴 때마다 건강하게 푸는 연습을 해야 하리라. 감정을 존중하고 욕구를 인정하는 훈련, 나보다 먼저 상대방의 입장에서 생각해주는 훈련, 그것이 곧 이웃사랑하기를 네 몸과 같이 하라는 예수님의 말씀, 깊은 뜻이 아닐까. 스트레스를 건강하게 처리하는 훈련, 그런 습관을 익히는 것이 영과 육의 건강을 위해 무엇보다 필요한 선결과제가 아닐까 생각한다.

29.

성내면 죽는다

생활습관병의 예방과 치료

생 활 습 관 병 의   예 방 과   치 료

성내면 죽는다

사람의 일곱가지 감정, 즉 희로우사비공경 중에 노(怒)만큼 해로운 것은 없다.

분노는 2차 감정이다. 원인되는 1차 감정이 있고, 그것 때문에 터져 나오는 2차 감정이 분노이다.

1차 감정 중 대표적인 것은 불안이다. 그래서 불안이 분노의 대표적인 원인이 된다.

의학적으로 볼 때,

뇌하수체에서 가장 많이 발견되는 POMC라는 단백질은 스트레스를 받으면, 뇌하수체 전엽의 시상하부에서 코티솔분비 촉진 호르몬(CRF)과 엔돌핀으로 갈라진다.

성내거나 긴장하게 되면 CRF가 코티솔 분비를 촉진시키고, 또 자율신경을 자극하여 혈압, 혈당, 맥박 등을 증가시키고, 심장이나 근육에서 산소의 소비를 늘려준다. 뿐만 아니라 부신피질에서 노아드레날린과 아드레날린을 폭발적으로 분비하게 한다.

아드레날린은 갑자기 위기에 처했을 때 방어준비를 시켜준다. 한마디로 말해 전투태세를 완비시켜주는 호르몬이다.

아드레날린은 순간적인 정신집중과 신체준비를 하게 하지만, 불과 몇 분만에 신진대사가 되어서 없어져버린다. 이것이 오래갈 경우 심한 독성을 유발하여 신체의 장애를 일으킬 수 있기 때문이다.

하지만 계속해서 긴장하거나, 성을 내고 있으면 도리가 없다. 인체는 계속적으로 독성을 쏟아낼 수밖에 없게 된다. 멈출 듯, 멈출듯하다가 다시 또 독소를 쏘아내고, 뿜어대곤 한다.

다시 말해서 성내고, 화내는 것이 잦으면 잦을수록, 시간이 오래가면 갈수록 가장 치명적으로 독을 입는 사람은 본인이다. 성내는 사람 자신이 가장 큰 화를 당한다.

분명 성은 남을 향해 내고 있지만, 실제로 독은 자신이 먹고 있는 것이다.

다른 말로 하면 죽어가고 있는 것이다.

또한 성을 내면 독성 산소유리기가 폭발적으로 발생한다. 인체에는 약 100조 개의 세포가 있다.

그것들이 영양물질을 흡수하여 동화작용과 이화작용을 통하여 에너지 대사를 이루어나가고 있다.

정상적인 상태에서는 모든 분자가 안전한 상태로 있지만, 100조 개에 달하는 세포들의 대사가 모두 다 완전할 수는 없다.

불완전한 대사가 하루에도 수천억 번씩 일어나는데, 그때는 전자 1개가 모자라는 불포화분자가 많이 생긴다. 이것을 유리기라 한다.

불포화분자들은 자신의 불완전성을 회복하려고 주위에서 무조건 전자를 빼앗아 온다. 공기를 통해 주입되는 산소에게서 전자를 가장 많이 빼앗아 가는데, 그러면 전자를 빼앗긴 산소분자는 불완전분자가 된다.

이런 불완전 분자인 산소 유리기는 독성을 띠며, 그 역시 안전성을 확보하기 위해 아무 곳에서나 전자를 빼앗아간다. 전자 빼앗기 쟁탈전이 일어나는 것이다.

이때 전자를 빼앗기는 곳이 세포의 핵산인 DNA가 되면 그곳에 엄청난 파괴가 일어난다. 변형이다. 멀쩡하던 세포가 한 순간에 변형이 되는 것이다. DNA 즉 세포핵이 변형되면 치명적인 질병이 생긴다.

암, 동맥경화, 골다공증. 뇌졸증, 심장질환, 노화 등이 발생하게 되는 것이다.

주지하다시피 암은 밖에서 발암물질이 들어가서 생기기도 하지만, 몸 안의 정상세포가 돌연히 변이를 일으켜 암세포로 변형이 되어 발생하는 것이 훨씬 더 많다.

한방에서는 성을 내면 간이 상한다고 본다. 성을 낼 때 가장 많이 손상을 보는 곳이 간이란 뜻이다.

하지만 성을 안낼 수 없는 게 우리네 사람인지라, 하나님이 인체의 오장 중에서 간을 가장 크게 만들어놓으셨지 않았나 생각이 든다.

한번 성을 냈다고 해서 금방 어떻게 되는 건 아니지만 그것이 15년 20년 후에 암으로 드러날 수 있는 빌미가 된다.

그래서 함부로 아무 때나 아무 곳에서나 버럭버럭 성을 내대다가는 훗날 생각지 못하는 때에, 알지 못하는 곳에서 문득 암에 걸릴 수도 있다는 것을 알아야 한다.

이 기간이 임계기간이다. 어느 한계에 도달할 때까지 걸리는 시간이란 뜻이다. 그리고 그 드러나는 시점이 임계점이다. 어느 한계에 다달아서 병이 발현되는 시기를 말한다.

일노일로라는 말이 있다. 한번 성을 내면 한번 늙는다는 말이지만, 요샌 일노일사 라고 하는 것이 더 정확한 표현이 아닐까 싶다. 한번 성을 내면 한번 죽는다는 말, 죽음에 한 발자국 더 가까이 다가간다는 말이다.

한의학에서는 성을 내면 기가 거꾸로 돈다고 말한다. 이른바 기역(氣逆)이다. 기가 거꾸로 돌면 생각하는 것도 삐딱하게 생각한다. 남들의 호의를 감사로 받아들이지 못하고 이상하게 보며 자기식으로 왜곡해서 해석하곤 한다. 그렇게 되면 기역 현상이 더욱 강화되어 악순환이 되풀이 된다. 기가 역하며 혈압도 올라가고 혈당도 올라가며 심장박동수도 빨라지는 교감신경흥분증상이 생긴다. 부신피질에서 아드레날린, 노르에피네프린 등의 스트레스 호르몬이 많이 분비되기 때문이다.

스트레스 호르몬이 분비되는 동안 자신의 신체 내에서는 세포의 변성이 일어나고 노화가 촉진되며 각종 염증이나 궤양, 암이 신속히 진행된다. 하지만 본인은 이것을 모르고 있다. 기가 역하여 거꾸로 돌고 있기 때문이다. 기가 거꾸로 도는 사람의 옆에 있으면 그 사람도 기가 거꾸로 돈다. 분노는 전염되는 법이다. 한사람이 분노를 터뜨리면 그 옆의 사람도, 상대방도 모두 분노가 차게 된다. 그렇게 되면 감정의 홍수에 빠지게 되는데 감정의 홍수에 빠지면 인격, 지성, 이성이 모두 30%씩 떨어진다. 그래서 도무지 자신의 인격에 걸맞지 않은 생각을 하고 말을 하며 행동을 하게 되는 것이다. 이 모든 현상이 한방에서 말하는 기역증상이다.

기가 역하게 되면 제일 먼저 상하는 것이 간이다. 간은 분노를 담고 있는 장기라서 성을 내면 간이 상하고 간이 상하면 또 분노를 더 많이 내게 된다. 그래서 우리말에 겁 없이 고함지르며 성을 팍팍 내는 사람을 보고 "간이 부었나?" 라고 말한다. 간이 부었다는 말은 여기서 유래한 것으로 보인다.

성이 날 때는 무조건 그 자리를 피해야 한다. 사람이 도망칠 때가 두 번 있는데, 하나는 성내는 사람 앞이고 또 하나는 성적으로 유혹하는 이성 앞이다. 그럴 때는 도망가야 한다. 도망가지 않고 그 자리에 서있는 이내

감염 되어서 똑같은 죄를 짓고 실수를 하게 된다.

성경에도 있듯이 요셉처럼 도망가면 살고, 다윗처럼 어기적거리면 당한다. 성내는 것도 마찬가지다. 성내는 사람 앞에서는 도망가서 적어도 30분 이상을 안보이게 해야 한다. 30분 이상이라는 시간이 지나면 서서히 분노가 가라앉기 시작한다. 그때까지는 무슨 말을 해도 안 통한다. 그래서 성경에도 분을 내어도 오래 가지 말라 는 말씀이 있다. 잠깐 성을 내고 금방 회복할 수 있는 사람은 그래도 많이 성숙된 사람이라 볼 수 있다.

지식적으로 알아야 한다. 성을 내는 것이 자신의 몸에 얼마나 안 좋은지 알고 있으면 아무리 화가 나더라도 자제하도록 애를 쓴다. 하지만 그것을 모르면 자기 몸이 상하는 줄 모르고 계속 성을 내고 분노를 품게 된다. 그것만큼 위험하고 어리석은 일은 또 없다.
자신의 몸은 자신이 다스려야 한다. 자기 몸을 자기가 아끼지 않으면 아껴줄 사람도 돌봐 줄 사람도 아무도 없기 때문이다.

성경에서도 말씀한다.
"사람의 성내는 것이 하나님의 의를 이루지 못함이라" (약 1장:20절)
성을 내면 우리는 하나님의 형상, 성품을 잃어버리게 된다. 그래서 영적으로 육적으로 죽게 된다. 죽음을 초래하게 되고 죽음과 더 가까이 가게 된다. 악한 마귀 사탄은 우리가 영적으로 제일 약하고 힘들 때 틈탄다. 정상적인 상태에서는 범접하지 못하다가 성을 내어 폭발할 때 문을 열고 들어온다. 그때 자칫하면 무장해제가 된 상태에서 당할 수 있다. 그래서 항상 조심해야 한다. 영적으로 무장해제를 당하지 않도록, 마귀에게 노출되지 않도록 항상 조심을 해야 한다.
닐 앤더슨은 말했다. "우리가 무슨 생각을 하고 있는지, 어떤 감정을 품고 있는지 마귀는 모른다고. 우리의 속마음을 아시는 분은 하나님 한 분밖에 안 계신다."라고 했다.

하나님만이 전지전능하신 분이시기 때문이다. 그러나 우리는 화가 났을 때 마귀가 우리의 속내를 안다고 생각한다. 그래서 섣불리 입으로 표정으로 행동으로 표출해 버린다. 마귀는 우리가 표출하는 것을 보고 비로소 알 따름이다. 아무리 화가 나고 짜증이 나더라도 입으로 표현하지 않고 말로 행동으로 나타내지 않으면 마귀는 모른다. 우리는 마귀에게 우리의 속내를 노출시켜서는 안 된다. 그럴 때 이런 말 한마디 기억하자. '마귀 듣는다!'

성이 나면 자기가 죽고 병들고 노화되며, 내가 성내는 것을 마귀가 듣는다고 생각하면 한결 더 조심하고 빨리 풀지 않을까 싶다.

우울증

생활습관병의 예방과 치료

생 활 습 관 병 의　　예 방 과　　치 료

우울증

"나에겐 평생 따라다닌 검정개 한 마리가 있다."

영국의 정치가 윈스턴 처칠이 한 말이다. 우울증을 두고 한 말이다.

그는 겉보기엔 대단한 위인이었지만 실제론 우울증을 앓고 있었다. 우리만 모르고 있었을 뿐 당신 자신은 무척 괴로웠을 것이다. 우리의 인생에서 우울증을 만날 확률은 15%라고 한다. 인구 6명중에 한명은 우울증 환자라는 통계도 있다.

세계보건기구는 2020년 경, 세계적으로 인류에게 두 번째로 큰 부담을 주는 질병이 우울증이 될 것이라 예상했다. 심장질환 다음으로 그리고 그 흔한 교통사고 보다 더 인간을 괴롭히는 질병이 될 것으로 예측했다. 십년이 지난 지금 그 예언이 사실이 되어가고 있는 것을 우리는 몸으로 확인하고 있다.

성인인구의 상당수가 이미 우울증에 노출되어 있지만 우린 왜 실감할 수 없을까.

그 해답의 하나는 바로 ' 스마일 마스크 증후군'이다. 속마음을 감춘 채 겉으로는 다른 얼굴을 하고 있다는 것이다. 많은 사람들이 그렇다. 그렇게 산다. 겉보기엔 다 괜찮고 건강한 것처럼 보인다. 하지만 속내는 어떤지 아무도 모른다. 사람들은 고도의 기술로 가면을 쓰고 있다.

우울한 기분이 든다고 다 우울증은 아니다. 스트레스가 많은 세상에서 우울한 기분이 드는 것은 당연하다.

 문제는 그러한 우울감이 지속될 때 발생한다.

 병적인 우울증과 정상적인 우울증은 구별되어야 한다.

 불안, 공허함, 무기력, 불면, 집중력 저하 등 자기업무에 지장을 받을 정도의 우울감이 1~2주 이상 지속될 때 우리는 비로소 병적인 우울증으로 진단한다.

 일단 우울증에 걸리면 먹고 자는 즐거움부터 잃게 된다.

 소화기 장애와 불면증이 대표적인 증상이다.

 또 기억력과 집중력 저하 증세가 나타나기도 한다.

 자살 충동도 많이 발생하는 것이 특징이다.

 우울증은 뇌질환이다.

 흔히 우울증을 마음의 병, 마음의 감기라고 하지만 엄격히 말한다면 우울증은 뇌에 문제가 있는 뇌질환이라고 하는 것이 더 정확한 표현이다.

 인간의 뇌는 변연계와 대뇌피질계 그리고 뇌간으로 나눌 수 있다.

 뇌간은 생명의 기본적인 운동을 담당하는 곳으로 주로 호흡을 관장하고 있는데 뇌의 제일 아랫부분에 있다. 변연계는 뇌간의 바로 윗부분에 있는데 인간의 기본적인 정서, 즉 본능을 관장한다.

 식욕, 성욕, 수면욕 등의 본능과 즐거워하거나 슬퍼하는 등 인간의 기본 정서를 담당하는 곳이 변연계이다.

 변연계 윗 쪽의 대뇌피질 영역은 언어 및 사고능력, 기억력 등 인간을 다른 동물과 구별 짓는 고도의 정신능력을 담당한다.

 그런데 우울증은 인간의 본능과 기본정서를 관장하는 변연계에 문제가 있을 때 발생한다.

 변연계 이상이라는 점에서 우울증은 마음의 병이자 몸의 병, 즉 뇌질환으로 말할 수 있는 것이다.

다시 말하자면 우울증은 뇌의 변연계의 기질적인 이상이라는 뜻이다.

만병의 근원이라는 스트레스 역시 뇌의 변연계와 연관이 있다.

그것은 스트레스가 곧 우울증의 원인이 될 수 있다는 것을 뜻한다.

실제로 큰 스트레스를 받으면 코티졸 등 스트레스 호르몬이 분비되고 누구나 우울감을 겪는다. 그러나 이런 우울감은 그리 오래가지 않는다. 정상적인 사람이라면 뇌기능이 스트레스 호르몬의 분비를 멈추도록 작동하기 때문이다.

최근의 연구에 따르면, 코티졸이 분비되어 뇌의 해마와 시상하부에 영향을 미칠 때 스트레스 반응을 멈추도록 뇌의 시스템이 작동된다고 한다.

그런데 이 시스템이 고장나면 코티졸 등 스트레스 호르몬이 멈추지 않고 계속 분비되고 또 세로토닌, 노르에피네프린 등 신경전달물질의 이상 분비로 우울증이 나타나게 된다. 즉, 우리 인간은 다양한 신경전달물질의 조화속에서 살아가는데 그 균형이 무너지면 언제든지 우울증을 초래할 수 있다는 결론이다.

마스크 디프레션(가면성 우울증)이라는 것이 있다.

겉으로 보기에는 우울증적인 요소가 없는데 여러 신체현상이 나타나는 증상으로 주로 여성에게 많다. 신경만 쓰면 근육이 붓고 떨리고 머리가 아프고 잠이 안 오고 소화도 안 되며 체중이 갑자기 늘기도 한다. 이것은 진성 우울증은 아니지만 실제로는 우울증과 같은 증상들이 나타나기에 본인으로서 힘들기는 마찬가지이다. 현대가 복잡해지고 문화가 발달할수록 진성이 아닌 가면성우울증 환자들도 많이 늘어나고 있는 것이 현실이다.

우울증이 계속되면 뇌의 신경세포까지 치명적인 영향을 미친다.
뇌의 신경세포가 무기력해지게 된다.
85%의 환자가 재발한다.

우울증의 증상이 조금 나아질 때의 자살률이 높다. 한창 우울이 심해있을 때는 그런대로 견뎌내던 사람들이 조금 나아졌다 싶을 때에 자살하는 경우가 많다. 우울증 환자의 자살은 예삿일이 아니다. 특히 기독교신자라고 해서 큰 차이가 있는 것도 아니다. 교리적으론 당연히 자살해선 안 되는 줄 알지만 일단 우울증에 걸려 고통을 받게 되면 아무생각이 안 나고 아무것도 안보이게 된다. 캄캄한 터널 속에서 출구에 오직 한줄기 성냥개비만한 빛이 보이는데 그 출구가 바로 자살이라고 생각이 들어 거침없이 자살을 감행하는 것이다.

우울증 환자의 자살은 병적으로 오는 증상인데 그 증상을 두고 구원을 논할 수 있을까 하는 문제는 영원한 미스테리의 하나이다. 우울증 환자가 자살하지 않게 막으려면 옆에 사람이 있어야 된다. 그가 혼자라는 사실, 이 세상에 홀로 외롭게 있다는 사실을 인정 안 해도 되도록 그의 손을 잡아주는 사람이 있어야 된다. 그런 사람 한사람만 있어도 자살은 막을 수 있다. 정작 그 손 한번 잡아주지 않으면서 교리적으로 자살해선 안 된다는 말만을 하기엔 그 병이 너무나도 크고 깊고 어둡다.

우울증의 치료는 먼저 자신이 우울증임을 인정해야 한다. 우울증은 부끄러운 병이 아니요 숨겨야 하는 병도 아니다. 당당히 드러내고 치료받아야 한다. 고혈압, 당뇨, 감기를 치료하듯이 뇌의 병인 우울증 역시 당당히 치료받아야 한다. 숨기면 더욱 더 악화가 될 뿐이다.

항우울제로 가장 많이 쓰이는 약물이 세로토닌이다. 세로토닌 요법으로 우울증 환자들을 다스린다.

슬픔, 초조 등의 감정과 식욕, 수면을 조절하는 신경전달물질인 세로토 닌이 너무 적게 분비되거나 이미 분비된 세로토닌이 과다하게 재흡수 되면 우울증이 나타날 수 있다.

따라서 정신과에서는 세로토닌에만 제한적으로 작용해서 그 분비량과 과잉 재흡수를 통제하는 약물을 투여하여 우울증을 치료하고 있다.

한방에서는 심화 또는 담화가 상충해서 기의 소통이 제대로 되지 않는 것으로 본다.

무릇 우리 몸의 기는 가볍게 팽팽 잘 돌아야 건강하고 혈은 깨끗해야 건강한 것인데 기가 막혀 잘 돌지 못하고, 혈이 탁해져서 기혈의 순환장애가 생기면 병이 되는 법이다.

우울증은 그중 기가 체하거나 막혀서 기순환이 잘되지 않는 병으로 본다.

한방적인 약물요법은 기를 뚫어서 순환을 촉진시켜주는 약재로 처방한다. 오약, 진피, 황연,황금, 죽여, 죽력같은 약재들은 심화를 다스리고 울화를 풀어주며 우리 몸의 기를 잘 돌게 해주는 약재들이다.

무릇 불이란 위로 치솟아 태워버리는 성질이 있기에 그런 불의 성질들을 가라앉혀주는 찬 물과 같은 약재들을 쓰는 것이다. 불끄기 위해서 물을 부어야 하는 이치이다.

우울증 환자들은 기분만 우울해지는 것이 아니라 성을 자주 내고 잠을 잘 못잔다.

신경질과 잦은 짜증, 지나치게 많은 화를 내거나 수면장애가 있으면 일단 우울증을 의심해봐야 한다.

한방에서는 모두 심화로 본다. 이럴 때 심화를 다스리고 풀어주고 진정 시키는 약재가 바로 황금이요 황연이요 시호 같은 제재인 것이다. 심할 때는 양약과 함께 같이 복용하다가 점차 한약만으로 복용하면서 치료해 나가는 것도 상승효과를 기대할 수 있는 치법의 하나이다.

한창 심한 우울증환자에게는 그렇게 한, 양방 동시에 치료할 수도 있다.

하지만 우울증 치료에는 심리치료도 병행해주어야 한다.

심리치료 즉 정신요법은 그 어떤 약물요법 못지않게 중요한 우울증 치료법이다.

대인관계 치료도 함께 해야 한다. 대인관계 치료는 우울증의 야기와 악화에 관련된 환자 개개인의 잘못된 대인관계를 분석하고 문제점을 찾아내 해결하도록 노력하게 함으로써 우울증 치료에 효과적인 도움을 준다.

운동을 열심히 하면 우울증도 피해간다.

하루에 한 시간 정도 운동을 하면서 우울증에서 헤어날 수 있었다고 증언하는 이들도 많다.

하지만 실제 우울증 환자는 기분이 가라앉아서 운동을 하러 나갈 수가 없다는 것이 현실이다.

꼼짝도 하지 못하는 사람을 향해 자꾸 운동하라고 하는 것도 사실은 지나친 요구일 수가 있다. 그럴 때는 좀 더 기다려주어야 한다. 조용히 기도하면서, 사랑으로 참고 기다려주는 것이 필요하다.

우울증 환자의 보호자들은 많은 부분 내려놓는 연습을 하는 것이 좋다. 하나님께 맡기고 하나님의 허락하신 때까지 기다리며 내려놓는 훈련을 해야 한다. 한 집안에 우울증 환자가 있으면 집안전체가 어려워진다. 그러나 기꺼이 한명의 환자를 위해 가족들이 쓰레기통이 되기를 자처해야 한다. 온갖 더러움을 다 뒤집어쓰고라도 살려내겠다는 각오가 있어야 한다. 그러지 않으면 이해되지 않는 행동 때문에 항상 트러블이 생기게 된다.

우울증 환자에게는 햇빛을 쬐는 것도 좋은 요법이다. 우리 몸이 햇빛을 받으면 뇌에서 세로토닌이 분비된다. 뿐 아니라 햇빛은 엔돌핀 분비에도 영향을 미쳐 활기차게 만들고, 마음을 평온하게 하고 기분을 좋게 하는 호르몬으로 불리는 세로토닌은 정서적인 편안함을 주어 안정적으로 활동할 수 있게 한다.

우울증 환자들은 절망감 속에서 산다. 보이는 것이 절망감뿐이기에 우울해질 수밖에 없다.

우울증 환자들을 위한 영적인 처방은 시편 23편이다. 그 말씀을 하루에 세 번 매일 암송하며 외우며 듣게 한다. 자기 입으로 소리 내어 읽게 하면서 자기귀로 듣게 한다. 그게 안 되면 옆에서 누가 읽어주는 것도 괜찮다. 하나님의 말씀은 영이고 생명이기 때문에 말씀을 듣기만 해도 생명이 살아난다.

그리고 성경말씀을 옆에서 자꾸 읽어주는 것이 좋다. 그러면서 찬송을 자주 틀어준다.

우울증 환자들은 당연히 약을 쓰지만 약물만으로 치료하는 것이 아니다. 보호자들의 사랑어린 돌봄이 있어야 하고 예수님의 손의 터치가 있어야 한다. 복음서에도 나와 있듯이 때론 자신의 힘으로 예수님 앞에 나아가기 어려운 사람들이 있다. 그만한 믿음이 못될 때도 있고 힘이 없어 그러지 못할 수도 있다.

그럴 때는 옆에 있는 사람들의 도움도 필요하다.

성경을 보면 예수 그리스도께서 환자자신의 호소가 아닌 부모나 친구들의 호소, 믿음을 보시고 병을 고쳐주신 예도 많다.

오늘날도 마찬가지 일 것이라 본다.

에필로그

하나님이 사람을 만드셨을 때 지상낙원을 이루며 평생 살기를 원하셨다.
하지만, 안타깝게도 금단의 열매를 따 먹은 이후부터 수명이 급격히 줄었다.

이제 우리에게 허용된 수명은 120세,
그건 목표일 뿐 현실은 그것과도 한참 거리가 멀다.
생활습관이 병든 때문이고 생활습관이 죄로 물든 때문이다.
그래서 이제는 생활습관을 바꿔야 한다.
생활습관을 고치고, 바꾸면 120세까지는 살 수 있다.

하나님이 허락하신 기한, 그때까지는 살 수 있다.
많은 사람들이 수명은 정해진 것이라고 생각한다.
하지만, 나는 그 의견에 공감하지를 못한다.
특별한 경우를 제외하고는, 하나님은 우리가 병 없이 탈 없이 오래살기를 원하신다.
우리가 그렇게 살지 못하는 것은 스스로의 잘못된 생활습관 때문이다.
생활습관 때문에 75%의 사람들이 일찍 죽고, 유전적 소인 때문에 20%의 사람들이
일찍 죽으며, 각종사고 때문에 일찍 죽는 사람은 5%라는 통계도 있다.
잘못된 생활습관을 바꾸면 그만큼 장수 할 수 있다는 뜻이다.

부족하지만, 이 책 한 권을 읽은 많은 분들이 120세까지 하나님의 말씀 안에서 강
건하고 행복하게 살아가시는 분들이 많았으면 좋겠다.
아니, 단 한 분이라도 그릇된 습관을 바꾸는 그런 분이 생긴다면 저자로서 책을 쓴
보람이 넘칠 것 같다.

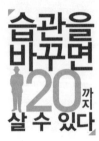

2014년 5월 01일 인쇄
2014년 5월 05일 초판 발행
2014년 5월 25일 개정 1판
2014년 8월 05일 3쇄 발행

지은이 ㅣ 김양규
펴낸이 ㅣ 배수현
디자인 ㅣ 강순이
제　작 ㅣ 송재호
홍　보 ㅣ 전기복
펴낸곳 ㅣ 가나북스 www.gnbooks.co.kr

출판등록 ㅣ 제393-2009-000012호

전화 ㅣ 031-408-8811(代)

팩스 ㅣ 031-501-8811

ISBN 978-89-94664-64-4(03510)